国家职业资格考试辅导教材

# 心理咨询师（三级）专业技能

心理咨询师考试命题研究组　编

[扫描二维码
获取手机软件]

[关注微信公众号
获取增值服务]

光明日报出版社

图书在版编目（CIP）数据

心理咨询师．专业技能．三级／心理咨询师考试命题研究组编． -- 北京：光明日报出版社，2017.7(2025.1重印)．

国家职业资格考试辅导教材

ISBN 978-7-5194-3179-2

Ⅰ.①心… Ⅱ.①心… Ⅲ.①心理卫生—咨询服务—资格考试 – 教学参考资料 Ⅳ.①R395.6

中国版本图书馆CIP数据核字(2017)第182957号

## 心理咨询师．专业技能．三级
XinLi Zixunshi. Zhuanyue Jineng. Sanji

| | |
|---|---|
| 编　　者：心理咨询师考试命题研究组 | |
| 责任编辑：曹　杨 | 责任校对：刘　珂 |
| 封面设计：天　一 | 责任印制：曹　净 |

出版发行：光明日报出版社

地　　址：北京市西城区永安路106号，100050

电　　话：010-63169890(咨询),010-63131930(邮购)

传　　真：010-63131930

网　　址：http://book.gmw.cn

E - mail:gmrbcbs@gmw.cn

法律顾问：北京市兰台律师事务所龚柳方律师

印　　刷：新乡市华夏印务有限责任公司

装　　订：新乡市华夏印务有限责任公司

本书如有破损、缺页、装订错误，请与本社联系调换，电话:010-63131930

开　　本:185 mm×260 mm　　印张:8.5

字　　数:218千字

版　　次:2017年7月第1版

印　　次:2025年1月第7次印刷

书　　号:ISBN 978-7-5194-3179-2

定　　价:35.00元

版权所有　翻印必究

# 目录 CONTENTS

## 第一章 心理诊断技能 ··········· 1
- 考纲图析 ··········· 1
- 知识解读 ··········· 2
  - 第一节 初诊接待与资料的搜集、整理 ··········· 2
  - 第二节 初步诊断 ··········· 19
- 同步自测 ··········· 29
- 答案详解 ··········· 31

## 第二章 心理咨询技能 ··········· 34
- 考纲图析 ··········· 34
- 知识解读 ··········· 35
  - 第一节 建立咨询关系 ··········· 35
  - 第二节 制定个体心理咨询方案 ··········· 46
  - 第三节 个体心理咨询方案的实施 ··········· 55
- 同步自测 ··········· 93
- 答案详解 ··········· 96

## 第三章 心理测验技能 ··········· 98
- 考纲图析 ··········· 98
- 知识解读 ··········· 99
  - 第一节 智力测验 ··········· 99
  - 第二节 人格测验 ··········· 109
  - 第三节 心理与行为问题评估 ··········· 118
  - 第四节 应激及相关问题评估 ··········· 123
- 同步自测 ··········· 127
- 答案详解 ··········· 130

# 第一章 心理诊断技能

考纲图析

```
心理诊断技能
├── 初诊接待与资料的搜集、整理
│   ├── 初诊接待的意义
│   │   ├── 初诊接待是求助者与心理咨询师的第一次会面
│   │   ├── 良好的咨询关系是心理咨询成功的必要保障
│   │   └── 初诊接待是建立良好咨询关系的开始
│   ├── 如何进行初诊接待
│   │   ├── 做好心理咨询前的准备工作
│   │   ├── 注意使用礼貌的接待方式和礼貌的语言
│   │   ├── 询问求助者的方式
│   │   ├── 询问结束后，明确表明态度
│   │   ├── 向求助者介绍保密原则
│   │   ├── 向求助者说明心理咨询的性质
│   │   ├── 告知求助者其权利与义务
│   │   └── 与求助者进行协商，说明咨询原理等内容，确定咨询方式
│   ├── 摄入性会谈
│   │   ├── 确定会谈的目标、内容与范围
│   │   ├── 确定提问方式，倾听
│   │   ├── 控制会谈内容和方向
│   │   ├── 对会谈内容归类
│   │   └── 结束会谈
│   ├── 正确使用心理测验
│   ├── 一般临床资料的整理与评估
│   └── 了解求助者的既往史，寻找有价值的资料
└── 初步诊断
    ├── 确定造成求助者心理与行为问题的关键点
    ├── 对求助者形成初步印象、对一般心理健康水平进行分析
    ├── 确定求助者的问题是否属于健康心理咨询的工作范围
    ├── 一般心理问题的诊断
    ├── 严重心理问题的诊断
    └── 提出心理评估报告
        ├── 核实临床资料
        ├── 对求助者的心理、生理和社会功能状态进行评估
        └── 分析导致心理问题的原因
```

# 第一节　初诊接待与资料的搜集、整理

## 一、初诊接待的意义（掌握）

初诊接待在心理咨询中起着十分重要的作用。初诊接待是求助者与心理咨询师的第一次会面。求助者只有接受心理咨询师，才会接受心理咨询师的治疗。初次印象的好坏会影响到咨询关系。

(1) 良好的咨询关系是心理咨询成功的必要保障。

(2) 初诊接待既是为搜集求助者的相关资料加以整理后做出诊断，同时也是建立良好咨询关系的开始。

(3) 心理咨询师在初诊接待中的工作重点是能够给求助者提供一个可以释放压抑的空间，而不是解决求助者的困扰。使求助者在心理咨询室内通过自由联想，谈论其内心的欲望、矛盾、冲突等，来觉察自己的内心，以便求助者和心理咨询师共同去探索求助者的问题与困扰。

【例1·单选题】初诊接待中,心理咨询师的主要工作是为求助者(　　)。

A. 确定咨询目标　　　　　　B. 提高心理活动耐受力

C. 整理临床资料　　　　　　D. 提供释放压抑的空间

D。【解析】初诊接待中，心理咨询师的工作主要是提供一个让求助者释放压抑的空间，而不在于解决求助者的困扰。

## 二、如何进行初诊接待（重点掌握）

(一) 工作程序

1. 做好心理咨询前的准备工作

(1) 心理咨询场所。心理咨询室的配置要合理，其要求包括：

①具有专业的特点，可增加求助者的信任。

②具有保密的功能，可使求助者感觉到安全。

③配置舒适的座椅，有助于来访者身心放松。

④配置用于心理咨询必需的设备，为避免干扰咨询工作，不应存在分散来访者注意力的物件。

扫码看总结

# 第一章 心理诊断技能

⑤咨询空间大小适当,在个体咨询时,其面积 10 平方米左右为宜。

(2)心理咨询师仪态。心理咨询师着装应该整齐,坐姿要端正,表情要平和。

(3)心理咨询师在与求助者会谈时,要保持正常的社交距离和正常的咨询位置。

(4)可适时、适当地使用言语和非言语交流技巧。

2. 注意使用礼貌的接待方式和礼貌的语言

(1)接待求助者时,心理咨询师应采用真诚、平和的态度。

(2)可使用"请进""请坐""非常欢迎您能前来咨询""感谢您对我的信任"等礼貌用语。

3. 询问求助者的方式

在询问求助者希望得到哪些方面的帮助时,要使用间接询问的方法,不能直接逼问。

4. 询问结束后,明确表明态度

在询问结束之后,向求助者表明自己的态度,即明确说明是否能向求助者提供帮助。

5. 向求助者介绍保密原则

在初诊接待和其他必要的时候,心理咨询师要告知求助者保密原则。心理咨询师必须严格遵守保密原则,这不仅是由心理咨询本身的性质所决定的,同时也是其职业道德要求。

| 要点 | 内容 |
| --- | --- |
| 保密内容 | 在咨询过程中,心理咨询师不得打探求助者任何与咨询无关的个人隐私。在未经求助者同意的情况下,不得向他人随意透露心理咨询过程中与求助者相关的信息:<br>(1)求助者暴露的内容。<br>(2)与求助者的接触过程 |
| 保密例外 | (1)司法机关要求心理咨询师提供保密内容的信息。<br>(2)出现针对心理咨询师的伦理或法律诉讼。<br>(3)求助者同意将保密信息透露给他人。<br>(4)心理咨询中出现法律规定的保密问题限制,如虐待儿童、老人等。<br>(5)求助者患有危及生命的传染病。<br>(6)求助者可能对自己或他人造成即刻伤害甚至死亡威胁的。<br>应当注意:在上述保密例外情况下,心理咨询师应将求助者保密信息的泄露程度控制在最小范围内 |
| 重要性 | (1)是心理咨询师诚信的体现。<br>(2)是心理咨询师尊重求助者自主性的体现。<br>(3)可避免求助者受到他人议论、嘲笑等伤害。<br>(4)可使求助者感受到安全感。<br>(5)有利于心理咨询师和求助者建立良好的咨询关系 |

**【例2·单选题】**心理咨询中需要保密的内容不包括求助者的( )。
A.姓名住址　　　　　　B.心理测验结果
C.诊断结果　　　　　　D.虐待儿童问题

**D**。【解析】虐待儿童属于保密例外的情况。心理咨询师应对心理咨询过程中求助者暴露的内容以及心理咨询过程中与求助者的接触过程保密。

6.向求助者说明心理咨询的性质

心理咨询师在明确可以向求助者提供心理学帮助后,应马上简明扼要地向其介绍心理咨询的性质。同时要说明以下问题:

(1)心理咨询是心理咨询师<u>协助</u>求助者解决心理问题的过程,心理咨询是否能够成功与求助者能否主动参与并积极配合有关。

(2)求助者要对心理咨询有充分的思想准备,心理咨询是一个<u>过程</u>,有些问题需经多次的交谈才能逐步解决,甚至有些问题会有反复曲折,也可能存在不能被解决的情况。

7.告知求助者其权利与义务

| 要点 | 内容 |
|---|---|
| 求助者的权利 | (1)可以选择适合的心理咨询师。<br>(2)确认心理咨询师是否具有执业资格。<br>(3)了解收费标准。<br>(4)可提出中止咨询的要求 |
| 求助者的义务 | (1)如实告知心理咨询师相关情况,并提供相关真实信息。<br>(2)如无特殊情况应按与心理咨询师约定的时间表进行工作,更改时间要提前通知。<br>(3)要按时完成家庭作业,<u>不试图与心理咨询师建立咨询以外的任何关系</u>。<br>(4)按规定缴费 |

8.与求助者进行协商,说明咨询原理等内容,确定咨询方式。

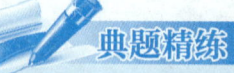

**【例3·多选题】**在初诊接待工作中,心理咨询师应该做到( )。
A.确保求助者了解什么是心理咨询
B.与求助者协商确定咨询目标
C.向求助者说明保密原则
D.为求助者提供一个释放压抑的空间

**ACD**。【解析】在初诊接待工作中,心理咨询师应该做到确保求助者了解什么是心理咨询,心理咨询是协助求助者解决心理问题的过程,要向求助者反复说明保密原则,为求助者提供一个释放压抑的空间,不可直接逼问。商定咨询目标不在初诊接待时进行。

# 第一章 心理诊断技能

## (二)相关知识

| 要点 | 内　容 |
|---|---|
| 第一印象的重要性 | 初诊接待时,如果心理咨询师给求助者留下的印象较好,有利于建立良好的咨询关系;如果心理咨询师给求助者留下了不好的印象,容易导致求助者对心理咨询师不信任,那么心理咨询就很难开展 |
| 危机处理 | 在心理咨询过程中,如求助者存在危害自身或他人的行为,心理咨询师应立即采取相关的措施,以免发生意外。如有必要,可通知其家属或者相关部门,同时注意使得求助者的相关信息暴露程度达到最小。心理咨询师需配合司法、卫生、公安机关的工作,做出真实的陈述和报告 |
| 心理问题的分类 | 在心理问题的归类时,可采用由表及里的逻辑分类方法。心理咨询师应记住分类表格的内容,并根据在摄入性会谈中获得的信息,进行分类整理 |

**【例4·单选题】**摄入性会谈中由于特殊原因需要录音和录像,必须(　　)。
A. 征得督导师同意　　　　B. 符合求助者的利益
C. 征得求助者同意　　　　D. 符合咨询进程需要
**C**。【解析】摄入性会谈一般不做记录,如需使用录音、录像需经求助者同意。

## (三)注意事项

| 要点 | 内　容 |
|---|---|
| 情绪 | 心理咨询师应避免紧张情绪 |
| 语言表达 | 语言表达清晰,注意语速和吐字。其要点还包括:<br>(1)避免使用方言。<br>(2)为了使求助者能够听清楚并完全理解,可将提问或解释性语句重复一遍。<br>(3)如需使用专业术语,需向求助者说明其内涵和外延 |
| 保密原则 | 向求助者反复说明心理咨询中的保密原则 |
| 心理测量功能的有限性 | 心理咨询师不能为了获得求助者的信任或其他目的,肆意夸大心理咨询、心理测量的功能。<br>出于职业限制,不得向求助者提供咨询范围以外的帮助和做出承诺 |
| 仪态方面 | 在仪态方面应该注意以下内容:<br>(1)在心理咨询过程中,心理咨询师不能吸烟,避免有轻敲桌面、玩弄铅笔、抖动身体等多余的"下意识"动作。<br>(2)与求助者交谈过程中,保持注意力集中,认真倾听和提问。<br>(3)不得在接诊前饮酒或服用兴奋、镇静等药物 |

**【例5·单选题】**进行心理咨询时,咨询师恰当的做法是( )。
A.尽量使会谈有风趣　　　　B.尽量使用方言
C.尽量使用术语　　　　　　D.尽量使会谈职业化

**A**。【解析】会谈时应该避免职业化,若使用专业术语,应向求助者说明专业术语的内涵和外延。会谈时,也应避免使用方言。

### 三、摄入性会谈(重点掌握)

(一)工作程序

1.确定会谈的目标、内容与范围

为确定会谈内容和范围,心理咨询师可从以下几个方面着手:

(1)在初诊接待中,心理咨询师观察到的疑点。如求助者的情绪,问题回答情况及反应敏感程度。

(2)求助者主动提出的求助内容。

(3)求助者的心理测评结果在一定程度上反映出求助者的心理状态,心理咨询师可通过心理测评结果初步分析发现问题。

(4)可参照上级心理咨询师为进一步诊断而给出的会谈目标。若会谈目标中存在多个内容,应根据情况分别处理。

扫码看总结

**【例6·多选题】**心理咨询师确定与求助者的会谈内容和范围所依据的参照点包括( )。
A.求助者主动提出的求助内容
B.心理咨询师在初诊接待中观察到的疑点
C.依据心理测评结果的初步分析发现的问题
D.心理咨询师认为此类求助者身上必然出现的问题

**ABC**。【解析】确定会谈内容和范围所依据的参照点包括:求助者主动提出的求助内容、咨询师在初诊接待时观察到的疑点、咨询师根据心理测评结果的初步分析发现的问题和上级心理咨询师下达的会谈目标。

2.确定提问方式,倾听

根据会谈目的和想收集的资料内容,心理咨询师选择恰当的提问方式。

在求助者叙述过程中,心理咨询师应做到耐心倾听,不随便打断求助者的谈话。在倾听的同时也要思考求助者的诉说内容,既要及时把握关键点,同时也需要判断其内容是否具有逻辑性,是否符合常理。

## 第一章 心理诊断技能

3.控制会谈内容和方向

控制会谈和转换话题的常用方法有释义、中断、情感反射和引导。

| 要 点 | 内 容 |
| --- | --- |
| 释义<br>（内容反应） | 心理咨询师把求助者诉说的内容中重要的部分反馈给求助者的方法就是释义（内容反应）。心理咨询师在控制会谈和转换话题时，可以通过重复求助者诉说的主要内容，然后转向另一问题。这种方式会使求助者感觉话题的转换自然、合理 |
| 中断 | 在会谈中暂时休止一下的方法就是中断。当求助者出现情绪激动、思维混乱、喋喋不休等情况时，心理咨询师不能够强制停止会谈，可以通过替他倒一杯水或建议换一个地方再继续谈的方式来中断会谈 |
| 情感反射 | 心理咨询师有意识地刺激一下求助者，使他把会谈转向某类问题的方法就是情感反射。由于情感反射容易引起求助者的情绪紊乱，一时难以控制，所以在初次会谈时注意尽量不使用这种方法 |
| 引导 | 由目前的话题引向另一话题的方法就是引导。引导是由原话题引申出新话题，而不是直接建议转换话题 |

### 典题精练

**【例7·单选题】**咨询师有意识地刺激一下求助者并借此控制会谈方向，这种方法是(　　)。

A.中断　　　　　　　　　　B.情感指导

C.释义　　　　　　　　　　D.情感反射

D。【解析】情感反射是指心理咨询师有意识地刺激一下求助者，使他把会谈转向某类问题的方法。

4.对会谈内容归类

在摄入性会谈时，如非求助者同意，一般不使用录音或者录像。所以摄入性会谈过程中的信息，都需要心理咨询师在会谈结束后追忆。在会谈中，可按照个人成长和发展中的问题、婚姻状况、人际关系问题、现实生活状况、情绪体验、生活态度、身体方面的主观感觉及其他做简单记录。在会谈结束后，必须对问题归类。

5.结束会谈

结束会谈时，必须申明和承诺的话包括：

(1)心理咨询师需再次告知求助者保密原则。"根据我国的相关法律和心理咨询师的职业道德，今天的会谈内容我将绝对保密，请您放心。"

(2)如果还需要下一次会谈，心理咨询师应征求求助者的意见。"今天暂时进行到这里，您提出的问题我已有所了解。但要我马上做出最后确切判断，还有一定困难。因为时间关系,今天无法继续,我们可以下次会谈时谈论,您觉得如何?"

(3)如果心理咨询师已做出诊断,但是因约定时间已经结束而没有时间讨论矫治方案,可向求助者委婉表达结束咨询。

(4)经过摄入性会谈,心理咨询师发现求助者可能患有相关的躯体疾病,应及时向求助者说明并建议就医检查。

(5)结束语应诚恳礼貌。"谢谢您的来访和对我们的信任,以后有什么问题,希望再联系。谢谢!"

(二)会谈法

心理咨询师必须掌握的基本方法之一是会谈法,有心理学家称该方法是"一种有目的的交谈"。心理咨询师需要通过会谈法了解求助者的基本情况获得临床信息,与求助者建立起"帮助关系",在初诊接待时普遍采用这种方法。会谈法的要点如下。

1. 听比说更重要

会谈技术可分为听和说两个方面。对于心理咨询师来说,听比说重要。因为心理咨询师耐心认真地倾听,对求助者来说能起到安慰和鼓励的作用。心理咨询师诚恳的倾听可帮助求助者更好地讲述自己生活中的重要事件。

2. 态度

与求助者会谈时,心理咨询师应持非评判性态度。非评判性的态度可以让求助者感到轻松。求助者可以无所顾忌地展现他的内心世界。

心理咨询师在不得不表达自己的观点时,可采用中性化和非批判性的态度表达"理解",可以使求助者得到知己。从心理学的角度解释,"理解"只说明心理咨询师对求助者的行为或情绪发生的规律性或必然性有了肯定的看法,而对其社会效应和其他后果仍是一种保留态度。

3. 区分和鉴别

区分和鉴别求助者的会谈内容非常重要。

(1)心理咨询师需对求助者的会谈内容在程度上加以区别。

(2)心理咨询师需对求助者情绪(或想法)与行为进行区分,利于制定心理咨询措施。

(3)心理咨询师需鉴别会谈内容的真伪。

(4)求助者需具体说明对诊断和咨询起关键作用的问题,这既是进行诊断、治疗的重要步骤,同时也可以帮助心理咨询师对问题的真假轻重等进行区别。

4. 会谈法的种类

| 要点 | 内容 |
|---|---|
| 摄入性会谈 | 通过会谈可了解求助者的以下内容:<br>(1)当前的感受、状态、咨询动机和期望。<br>(2)客观背景资料。<br>(3)健康状况、工作状况和家庭状况 |

# 第一章 心理诊断技能

(续表)

| 要　点 | 内　容 |
|---|---|
| 鉴别性会谈 | 鉴别性会谈是以确定使用什么测验和鉴别措施为主要目的的会谈 |
| 治疗性会谈 | 治疗性会谈是心理治疗的一种，主要针对心理问题和行为问题，既要注意会谈法的原则，同时也要遵循心理治疗的法则 |
| 咨询性会谈 | 会谈对象为健康的人，其问题一般是家庭关系、职业问题、人际交往问题、子女教育培养问题等 |
| 应急性或危机性会谈 | 当求助者发生遭到强奸、想自杀、突然的精神创伤等意外时，医生和心理咨询师可用会谈法给以帮助 |

**【例8·单选题】** 主要针对心理问题和行为问题所进行的会谈是(　　)。

A. 摄入性会谈　　　　　　B. 鉴别性会谈

C. 治疗性会谈　　　　　　D. 危机性会谈

C.【解析】根据目的可将会谈分为四种：(1)摄入性会谈是通过会谈了解求助者的客观背景资料以及当前的心理状况。(2)鉴别性会谈是为确定使用测验的类型和鉴别措施。(3)治疗性会谈主要针对心理问题和行为问题，既要注意会谈法的原则，同时也要遵循心理治疗的法则。(4)危机性会谈是在求助者遭遇意外或受到突发伤害时，咨询师通过会谈给以帮助。

5. 背景资料采集法

背景资料采集法是最常使用的摄入会谈方式。心理咨询师可通过摄入会谈方式，了解求助者的背景材料、咨询目的和对咨询的期望等。一般选用桑德伯格制定的提纲，其主要内容如下。

| 要　点 | 内　容 |
|---|---|
| 人口学资料 | 姓名、年龄、性别、收入、职业、住址、婚姻、出生日与出生地点、教育、文化水平、宗教和文化背景 |
| 现在和近期的状况 | 活动场所、居住条件、日常活动内容、近几个月以来生活发生变动的种类和次数、最近的变化 |
| 对家庭的看法 | 对父母、兄弟姐妹、其他主要成员的看法，以及对自己在家庭中所起作用的描述 |
| 早年回忆 | 对能记清的最早发生的事情以及周围情节的回忆 |
| 出生和成长 | (1)会走路和会说话的时间。<br>(2)与其他多数儿童相比较，曾出现过什么问题，对早期经验的态度 |

(续表)

| 要 点 | 内 容 |
|---|---|
| 健康和身体状况 | (1) 近期服用的医生指定的药。<br>(2) 近期服用的非医生指定的药。<br>(3) 儿童时期和以后发生的疾病和伤残。<br>(4) 吸烟与饮酒的情况。<br>(5) 与他人比较身体状况。<br>(6) 饮食与锻炼的习惯 |
| 教育和培训 | 尤其感兴趣的科目以及所获得的成绩、感到困难的科目、校外学习情况、值得自己骄傲的科目、其他文化上的问题 |
| 工作记录 | 对工作的态度,是否改变过职业,理由如何 |
| 娱乐 | 如工作、阅读等,自我描述是否准确 |
| 性欲的发展 | 第一次意识到性问题、各种性活动、对自己近期性生活的看法 |
| 社会基础 | 交际网和社交的兴趣所在,与自己交谈次数最多的人,能给以各种帮助的人,互相影响的程度、对他们的责任感以及参加集体活动的兴趣 |
| 生活的转折点和选择 | 生活中曾有过什么变化和你作出的最重要的决定如何,对它们的回忆(以一件事为例)和评价 |
| 自我描述 | 长处、短处、创造性、想象力、价值观、理想 |
| 对未来的看法 | 愿意看到明年发生什么事情,在五年至十年里希望发生什么事情,这些事情发生的必要条件是什么,对时间的现实感,抓重点的能力 |
| 求助的原因和对咨询服务的期望 | (1) 求助者咨询的原因。<br>(2) 求助者对咨询服务的期望 |
| 婚姻及家庭资料 | 家庭的现状与过去的比较、家庭中发生的重要事件与原因、道德和文化因素 |
| 求助者附加材料 | 根据需要,求助者可以附加任何资料 |

6. 求助者的精神状态和行为特点

1976年,马隆和沃德制定出了可用于在会谈过程中了解求助者思想和行为的工作提纲,可归纳为12个题目。现在列举出其中的6个题目。

| 要 点 | 涉及的问题 |
|---|---|
| 外表和行为 | 求助者是如何表现自己的?他给人的一般印象如何?<br>外表打扮是否整齐、清洁?衣着是否符合求助者的背景和现状?<br>有没有特别的装饰?有无明显的身体缺陷?<br>他在过去的会谈中表现如何?有无离奇的表情和动作?<br>有无重复性的动作?他的姿势怎样?<br>是否避免与人对视?活动缓慢还是不停地乱动?<br>是否机敏?是否顺从?是否态度友好 |

# 第一章 心理诊断技能

(续表)

| 要　点 | 涉及的问题 |
| --- | --- |
| 交谈过程中的语言特点 | 求助者的语速如何？是缓慢还是快速？<br>有无言语缺陷？是否咬文嚼字？<br>会谈是直爽还是小心谨慎？是否犹豫？<br>健谈还是不健谈？有无松弛的联想？<br>哪些话题避而不谈？是否有海阔天空的闲聊？<br>是否有自造的词汇，笑、皱眉、姿势、手势、表情与语言表达是否协调？<br>说话内容与声调所表达的是否一致？对交谈的兴趣如何 |
| 情绪 | 求助者在会谈期间的一般心境如何？<br>一般情绪的表现是哪一种，冷漠、痛苦、鼓舞、易怒、气愤、变幻无常还是焦虑？情绪表现与会谈内容是否一致？<br>求助者对心理咨询师有无献媚、冷淡、友好、反感等表现？<br>他们的自我报告是否与心理咨询师的印象一致 |
| 灵感与自知力 | 对自己的判断是否符合实际情况？<br>对自己就诊的目的是否判断准确？<br>对自己的精神状况有何想法？<br>是否能观察到、意识到自己的行为或情感已经有了问题？<br>求助者对问题的原因有何认识？<br>在对问题原因的分析上有无道德和文化因素的作用？求助者对于自己的工作有无准确判断？<br>求助者如何理解生活中出现的问题？<br>他们处理问题是一时冲动、独立进行、非常负责还是相反？<br>对讲述自己的事情是否有兴趣？对改变自己的现状是否有要求 |
| 认知过程及功能 | 求助者的各种感觉有无缺陷和损伤？<br>求助者能否集中注意于手中完成的工作？<br>人物、时间、空间定向力如何？年、月、日的知觉如何？<br>能否意识到自己所在的地方？能否说出自己的名字、年龄等？<br>近期和远期记忆如何？<br>会谈内容能否反映出他的职业和受教育程度？<br>运算能力如何？阅读、书写能力如何 |
| 思维内容 | 求助者有无不断抱怨和纠缠不放的话题？<br>有无观念不集中现象？<br>有无幻想、错觉、恐惧、执着和冲动表现 |

### 7. 怎样提问题

会谈中，提问题的方式尤为重要，提得好，可以促进咨询关系，增进交流和使求助者感到被医生所理解；提得不好，可能伤害咨询关系，破坏信息交流，求助者会觉得处在被审问的地位。在心理咨询师还没有掌握语言交流技巧或还没有真正理解求助者时，可将各种封闭性提问变为开放性提问。

心理咨询师在尚未掌握或熟练运用语言交流的技巧时，可能会因对求助者的心理问题和所反映的内容缺乏基本理解，容易出现提问过多的错误。提问过多可能会给求助者带来以下消极作用：

（1）容易使求助者产生依赖。
（2）容易使求助者将解决问题的责任转移给心理咨询师。
（3）产生不准确的信息。
（4）求助者的自我探索减少。
（5）可能会使求助者认为自己像是被"审问"，导致防卫心理和行为的产生。
（6）影响会谈中必要的概括和说明。1977年，凯利对各类问题的性质以及可能造成的后果做过分析，具体如下。

| 不恰当的方式 | 消极作用 | 解决方式 |
| --- | --- | --- |
| "为什么"的问题 | 暗示求助者的行为或情绪是错误的 | 改为"怎样？"或"什么？"的形式 |
| 多重选择性问题 | 获得的信息受限制 | 去掉选择部分 |
| 多重问题 | 使求助者不知所措 | 只提一个问题 |
| 修饰性反问 | 使会谈陷入僵局 | 不使用 |
| 责备性问题 | 使求助者产生威胁感引起防卫 | 严加杜绝 |
| 解释性问题 | 限制求助者探索 | 不使用 |

**【例9·多选题】** 初诊接待中，心理咨询师提问过多可能带来的消极作用包括（　　）。

A. 解决问题的责任转移给了求助者
B. 减少咨询师的自我探索
C. 产生不准确的信息
D. 造成求助者的依赖

**CD**　【解析】在心理咨询过程中，咨询师提问过多容易打乱求助者的思路，减少求助者自身探索，造成求助者依赖，依赖于咨询师解决问题，容易产生不准确的信息，可能会使求助者产生防卫心理和行为。

【例10·单选题】咨询师提出诸如"您知道,一个人怎么能发现真理呢?"这类问题,会把会谈内容引向空洞和抽象的评价,这类不恰当的问题属于(　　)。

A.责备性问题　　　　　　　B.解释性问题
C.修饰性反问　　　　　　　D.多重性提问

C。【解析】修饰性反问常使谈话陷入僵局,把所谈内容引向空洞和抽象的评价。比如"您知道,一个人怎么能发现真理呢?"这样的问题,即便会谈下去,也会离开具体问题,把谈论内容引向空洞和抽象的评价。

8.选择会谈内容的原则

| 要　点 | 内　　容 |
| --- | --- |
| 可接受 | 会谈内容需适合求助者的接受能力 |
| 有效性 | (1)直接或间接地对求助者的病因有针对性。<br>(2)能够对求助者的个性发展或矫正起关键作用。<br>(3)有利于深入探索求助者的深层病因。<br>(4)有利于心理咨询师对求助者做出诊断。<br>(5)有利于改善求助者的认知,帮助其正确理解问题 |
| 积极 | 能改善求助者的态度 |

(三)注意事项

(1)心理咨询师应避免在提问中失误。

(2)心理咨询师在摄入性会谈中,不得讲与提问和引导性语言无关的话。

(3)心理咨询师应对求助者保持中性态度。心理咨询师的神情、动作、语调均不可干扰求助者的表述。

(4)心理咨询师不得使用指责、批判性语言阻止或试图扭转求助者的会谈内容。

(5)会谈后不应给出绝对结论。

(6)为避免引起求助者的误解,结束语不能用生硬的话,要客气、诚恳。

## 四、正确使用心理测验(掌握)

扫码看总结

(一)工作程序

(1)心理咨询师在选用心理测验量表时,应向求助者说明选用量表的意义,并征得求助者同意后再实施测评工作。

(2)应依据求助者心理问题的性质,选择相对应的心理测验项目。

(3)如果出现测量结果与临床观察、会谈法的结论不一致的情况,心理咨询师不可盲目做出诊断,应与求助者再次会谈,然后再次进行测评。

## （二）相关知识

在心理诊断中使用心理测量工具，应当有一定针对性，应围绕着已形成的初步印象或求助者的某些特殊表现来选用。其具体内容包括：

（1）应针对求助者的情况选择测评量表。

（2）为寻找心理问题产生的原因而使用量表。

（3）为评估临床症状严重程度而使用量表。

## （三）注意事项

| 要　点 | 内　容 |
| --- | --- |
| 不得乱用心理测验 | 乱用心理测验的内容包括：<br>（1）目的不明确、依据不充分随意使用。<br>（2）只以心理测验结果为依据，不对照求助者的临床表现，片面地做出诊断和制定矫治措施。<br>（3）在不确定某种心理测验是否可靠，不知道其常模的时限时，将这种心理测验在临床上使用。<br>（4）将心理测验应用于诊断以外目的。<br>（5）在心理测验施测过程中不按相关的程序要求和规定操作。<br>（6）在对数据和结果进行解释时凭主观臆断，超出测验本身的功能。<br>（7）实施心理测验时未使用正版软件，以盗版软件代替。<br>（8）使用直接翻译而未经修订的测验工具。 |
| 不得使用"地毯式轰炸"方式实施心理测验 | "地毯式轰炸"方式的内容包括：<br>（1）在不理解各种心理测验本身独有的功能，对临床表现尚未形成印象时，便将各种测验工具一齐实施，寄希望于在测验结果中找出临床线索，这种仅依靠测验法的方式是不可取的。<br>（2）只为获得经济效益，对求助者使用大量地、针对性不强的心理测验，这不符合职业道德的要求。 |

## 五、一般临床资料的整理与评估（重点掌握）

扫码看总结

### （一）工作程序

1. 整理归纳一般资料

| 要　点 | 内　容 |
| --- | --- |
| 人口学资料 | （1）姓名、年龄、性别、出生地和出生日期。<br>（2）收入、职业、经济状况、受教育状况。<br>（3）民族、宗教、婚姻状况。<br>（4）现住址、联系方式、邻里关系、社区文化状况。 |

## 第一章 心理诊断技能

(续表)

| 要　点 | 内　容 |
|---|---|
| 生活状况 | (1)居住条件。<br>(2)日常活动内容和场所。<br>(3)生活方式和习惯。<br>(4)近期生活方式有无重大改变 |
| 婚姻家庭 | (1)一般婚姻状况,婚姻关系是否满意。<br>(2)家庭组成成员,对家庭各成员的看法,家庭成员在日常生活中的分工,自己在家庭中所起的作用。<br>(3)婚姻中有无重大事件发生,事件原因中有无道德和文化因素。<br>(4)家庭中发生的重要事件,事件原因中有无道德、文化因素 |
| 工作记录 | (1)是否改变过职业,理由何在。<br>(2)对工作的态度、兴趣和满意程度 |
| 社会交往 | (1)与自己交往最多、最密切的人有几个。<br>(2)举例说明社交中的相互影响。<br>(3)社交中互相在道德和法律方面的责任感。<br>(4)能给予求助者帮助的人和求助者帮助过的人有几个。<br>(5)参加集体活动的兴趣如何。<br>(6)主要社交活动的内容 |
| 娱乐活动 | (1)最令求助者感到愉快的活动。<br>(2)求助者对愉快情绪体验的描述是否恰当 |
| 自我描述 | 描述自己优点(长处)或缺点(短处)时的表情、言辞、语言、语调是否夸张或缩小 |
| 个人内在世界的重要特点 | (1)价值观。<br>(2)创造性。<br>(3)已经付诸行动的理想。<br>(4)想象力。<br>(5)对未来的看法:希望明年发生什么事;希望5～10年内发生什么事;对未来事件发生的理由和判断依据;对现实状况能否捕捉住关键和重点 |
| 其他资料 | 求助者谈及的或调查了解到的其他资料,以供诊断时参考 |

2. 整理个人成长史资料(可列表填写)

| 要　点 | 内　容 |
|---|---|
| 婴幼儿期 | 围产期、出生时的情况,包括母亲身体状况、服药情况、是否顺产 |

(续表)

| 要　点 | 内　容 |
|---|---|
| 童年生活 | (1) 走路、说话的开始时间。<br>(2) 童年身体情况,是否患过严重疾病。<br>(3) 童年家庭生活、父母情感是否和谐。<br>(4) 与大多数儿童比较,有无重大特殊事件发生,现在对当时情景的回忆是否完整。<br>(5) 童年家庭教养方式、学校教育情况,有无退缩或攻击行为 |
| 少年期生活 | (1) 少年期家庭教育、学校教育、社会教育中有无挫折发生。<br>(2) 少年期有无严重疾病发生。<br>(3) 少年期在与成人的关系中,有无不愉快事件发生,有无仇视、嫉恨的事或人。<br>(4) 少年期性萌动时的体验和对待。<br>(5) 少年期最值得骄傲的事和深感羞耻的事是什么。<br>(6) 少年期的兴趣何在,有无充足时间做游戏,与同伴关系如何 |
| 青年期 | (1) 最喜欢读的书籍。<br>(2) 青年期最崇拜的人是谁。<br>(3) 爱情生活状况(有无失恋等)。<br>(4) 学习(包括升学)有无挫折、就业有无挫折、婚姻是否受过挫折。<br>(5) 有无最要好的朋友,朋友的职业、道德行为、法律意识等状况如何 |

除了以上内容,还包括个人成长中的重大转化和现在对它的评价。

3. 整理求助者目前精神、身体和社会工作与社会交往状态

| 要　点 | 内　容 |
|---|---|
| 精神状态 | (1) 感知觉、记忆、注意品质、思维状态。<br>(2) 情绪、情感表现。<br>(3) 自控能力、言行一致性等意志行为。<br>(4) 人格完整性、相对稳定性 |
| 身体状态 | (1) 有无躯体异常感觉。<br>(2) 近期体检报告 |
| 社会活动状态 | (1) 社会交往状况(接触是否良好)。<br>(2) 工作动机和考勤状态(在校学生学习动机和考勤状况)。<br>(3) 家庭生活(亲子关系、夫妻关系等) |

4. 判断资料来源的<u>可靠性</u>,并予以说明

需要判断资料来源可靠性的是求助者亲友对求助者的了解、看法等,或者是中介人对求助者的诊断等信息。

(1) 对于来自亲友和中介人的资料,心理咨询师需首先判断资料的真实程度并附加说明后,方可使用。

(2) 如果中介人是心理咨询师,那么其提供的资料中可能包含关于求助者初步诊断

性的结论,这些资料也需经核实整理后,才能使用。

**【例11·单选题】** 在整理临床资料时,心理咨询师应该对来自求助者亲友和中介人的资料(　　)。

A. 直接使用,并作为重要的参考依据
B. 先行筛选,避免对求助者构成偏见
C. 进行可靠性验证,并做必要的说明
D. 注意排序,不对求助者形成暗示

C。【解析】在资料整理时,来自亲友和中介人的资料,应首先判断其真实程度并给以附加说明后,方可使用。

5. 按资料的性质进行分类整理

心理咨询师在收集资料时,个人情绪、环境条件、表现、个人的看法等资料可能是互相交错的。在进行资料的分类整理时,可按环境生活事件、情绪、认知、行为这四个方面归类,以便找到其内在关联、逻辑关系。

(二)相关知识

| 要 点 | 内 容 |
| --- | --- |
| 对临床资料的解释 | (1)着重观察求助者的行为,使现象与潜在的原因能够建立起联系。如求助者行动缓慢、不爱说话,可与其性格建立联系。<br>(2)寻找求助者偏离正常标准的行为表现,根据这些行为表现去考虑问题。<br>(3)先解释那些"显眼""突出"的事件,并依据这种解释去归纳别的事件 |
| 资料的可靠性是解释资料的先决条件 | 验证临床资料可靠性可使用以下方法:<br>(1)可使用问卷和心理测验来验证。<br>(2)比较同一资料的不同来源,各种来源如果都给出类似的印象,则可靠性高。<br>(3)验证求助者的社会交往方面的资料可靠性可通过补充提问的方法 |
| 给临床资料赋予意义 | (1)就事论事。这种办法并不能揭示某事件的全部含义。<br>(2)分析迹象。把事实作为结果或症状,去寻找原因。<br>(3)相关分析。分析与该事件相关的因素 |
| 影响资料可靠性的可能因素 | (1)暗示。暗示会导致求助者的自我评价和环境判断受到影响,可能出现较大的偏差。心理咨询师的倾向性和过分随意的交谈,这些都可能是形成暗示的因素。<br>(2)早期印象。最终诊断和咨询决策受心理咨询师对求助者的早期印象的影响。但如果搜集资料和做决策的不是同一个人,往往又会发生对资料的理解错误。<br>(3)求助者的处境和人格特点。人在面对着陌生人、陌生环境时很难快速地打开自己的内心。在心理咨询过程中,尤其是摄入性会谈中,容易出现求助者言不由衷或阻抗的情况 |

(续表)

| 要 点 | 内 容 |
|---|---|
| 职业倾向对理解资料的影响 | (1)非专业的观察者,一般从自然的角度看待问题。<br>(2)以医疗的或者病理学的视角看待问题,会倾向于求助者有病。<br>(3)行为主义心理学或教育工作者着重分析求助者行为、学习或者认知方面的障碍。<br>(4)生物学取向的心理工作者倾向于从人的发展生长角度上看待问题。<br>(5)持生态学家或持生态学观点的人觉得求助者的问题是与环境失去了平衡 |

【例12·单选题】给临床资料赋予意义的方法不包括(　　)。

　A. 补充提问　　　　　　B. 分析迹象

　C. 相关分析　　　　　　D. 就事论事

　A。【解析】当赋予某种资料以具体意义时,一般采用三种方法或三个思路:就事论事、相关分析、分析迹象。

(三)注意事项

(1)心理咨询师要严格、仔细地遵循技术的要求去完成搜集各类资料,并对其资料内容进行评价。

(2)心理咨询师在对评估诊断的结果把握不大时,或者评估出现错误时,为保证意见的正确性,可进行会诊。

### 六、了解求助者的既往史,寻找有价值的资料(掌握)

扫码看总结

| 要 点 | 内 容 |
|---|---|
| 工作程序 | (1)了解求助者以往是否去过医疗机构,并仔细查看其就诊的病历及相关资料。<br>(2)了解求助者以往是否去过其他的心理咨询机构及其心理咨询的过程 |
| 相关知识 | (1)询问求助者以往咨询时医生给做出的诊断,治疗方法和疗效。<br>(2)分析求助者以往去医院就诊的原因是身体方面的还是心理方面的,以及两者之间的关系。<br>(3)若求助者有心理咨询的经历,很可能是由于诊断不正确导致咨询效果不好。因此,需要详细了解以往的诊断及心理咨询过程,不可对原来的诊断结果盲从。<br>(4)原来患有精神疾病有的求助者,但此次咨询的问题可能与原来的精神疾病无关,需要心理咨询师仔细地加以区分。<br>(5)有的求助者经过以往的心理咨询之后,问题非但没有解决,反而加重 |

# 第一章 心理诊断技能

(续表)

| 要点 | 内容 |
|---|---|
| 注意事项 | (1)为了避免求助者主观上认为哪些重要、哪些不重要而忽略有价值的细节,要向曾有心理咨询经历的求助者说明详细了解既往史的重要性。<br>(2)在心理咨询过程中,难免会出现失误。咨询师在求助者面前不可挑剔或嘲讽其以往的失误,这既体现了心理咨询师良好的职业道德,也可避免加大对求助者的伤害程度 |

## 第二节 初步诊断

### 一、确定造成求助者心理与行为问题的关键点(掌握)

(一)工作程序

(1)根据下表分类填写搜集到的全部临床资料。

扫码看总结

| | | 主诉(对症状的自身体验) | 主诉内容一 | 主诉内容二 | 主诉内容三 | …… | …… | n |
|---|---|---|---|---|---|---|---|---|
| 一、由不同途径搜集到的临床资料(与求助者临床症状相关的) | | 家属报告 | 与主诉内容一相关的报告内容 | 同左 | 同左 | …… | …… | n |
| | | 摄入性会谈 | 与上述两项相关的内容 | 同左 | 同左 | …… | …… | n |
| | | 临床观察 | 与上述三项相关的内容 | 同左 | 同左 | …… | …… | n |
| | | 心理测验 | 与上述四项相关的内容 | 同左 | 同左 | …… | …… | n |
| | | 作品分析 | 与上述五项相关的内容 | 同左 | 同左 | …… | …… | n |
| | | 其他 | | | | | | |
| 二、资料纵向比较,验证可靠性 | | | | | | | | |
| 三、临床症状与相关因素之间的联系(说明是因果关系或横向影响关系) | | | | | | | | |

(2)按先后次序列出临床表现,然后列出搜集到的各类与临床有关的资料,进行比较和分析。

(3)找到引起心理问题的关键点。引起心理问题的关键点在于:

①它与多数临床表现有内在联系或者是多数临床表现的原因。

②它在个体发展中持久地存在着,因生活环境的变化而改变自身的形式,但其<u>本身性质不变</u>。

## 典题精练

**【例13·多选题】** 下列关于引发心理问题的关键点的描述中,正确的有(　　)。

A. 该因素在个体发展中持久地存在

B. 该因素自身的性质随着个体生活环境的变化而改变

C. 该因素与多数临床表现有内在联系

D. 该因素自身的形式不随个体生活环境的变化而改变

**AC**。【解析】引发心理问题的关键点在于:(1)是多数临床表现的原因,或与多数临床表现有内在联系。(2)在个体发展中持久存在并随着个体生活环境的变化而改变自身形式,但性质不变。

(二)注意事项

心理咨询师必须认真对待资料来源可靠性和资料的真实性。不能将未经验证的资料作为分析问题的依据。资料的分析应符合客观逻辑,不能随意地主观判断。

## 二、对求助者形成初步印象、对一般心理健康水平进行分析(掌握)

初步印象是指心理咨询师对求助者的临床资料进行整理分析之后,必须对求助者的心理和行为问题就严重程度和归类诊断方面形成大致的判断。在确定求助者心理活动的薄弱环节之后,对求助者心理问题的严重程度和当前的一般心理健康水平予以评估。

扫码看总结

| 要　点 | 内　容 |
| --- | --- |
| 工作程序 | (1)以心理健康水平评估的十项指标为依据,衡量求助者心理健康水平。<br>(2)对求助者的问题进行量化的系统评估时应选择有效的测评工具。<br>(3)上述工作完成之后,再鉴别诊断某些含混的临床表现,初步区分出一般心理问题、严重心理问题和神经症性心理问题 |

# 第一章 心理诊断技能

(续表)

| 要 点 | 内 容 |
|---|---|
| 相关知识 | (1)心理诊断。"心理诊断"一词最早是由 M. 罗夏提出的,当时专用于精神病学领域,后来狭义地专指心理测量。本书中,这一概念特指心理咨询师通过观察法、实验法、会谈法、量表法、测验法等方式获取求助者的临床资料,并对资料进行分析,进而评定求助者的心理状态和人格特征,最终对求助者的心理和行为状态的性质做出判断的过程。<br>(2)心理诊断在咨询心理学中的重要性。心理诊断贯穿在心理咨询的全过程中。心理诊断不单单只是一个结果,它是心理治疗之前的决策过程,并伴随着求助者心理状态的变化而发生变化 |
| 注意事项 | (1)心理诊断中,应依据现实的临床表现,避免"贴标签"。<br>(2)可通过会诊解决难以确定诊断的案例问题 |

**【例14·多选题】**对求助者形成初步印象的内容包括( )。

A. 对可能采取的干预措施的初步设计

B. 对引发问题的深层原因的初步分析

C. 对心理问题的类型形成大致的判断

D. 对心理问题严重程度形成大致判断

**CD**。【解析】初步印象是心理咨询师对求助者的临床资料进行整理分析之后,必须对求助者的心理和行为问题就严重程度和归类诊断方面,形成大致的判断。

## 三、确定求助者的问题是否属于健康心理咨询的工作范围 (重点掌握)

(一)工作程序

1. 掌握判断正常与异常的心理活动的三项原则

扫码看总结

| 要 点 | 内 容 |
|---|---|
| 主观世界与客观世界的统一性原则 | 统一性标准是指任何正常心理活动和行为,必须在形式和内容上与客观环境保持一致性。<br>"自知力"常作为精神科临床上判断是否有精神病的指标。<br>"无自知力"或"自知力不完整"是一种求助者对自身状态的反应错误或统一性原则的丧失。<br>若要以客观现实来检验自己的感知和观念,必须以认知与客观现实的一致性为前提 |

(续表)

| 要 点 | 内 容 |
|---|---|
| 精神活动的内在协调一致性原则 | 人类的精神活动尽管可以被分为知、情、意等部分，但其自身是一个完整的统一体，各种心理过程之间具有协调一致的关系，这种协调一致性保证人在反映客观世界过程中的高度准确和有效 |
| 人格的相对稳定性原则 | 每个人在自己长期的生活道路上形成自己独特的人格，且具有相对的稳定性。因此，人格的相对稳定性常常被作为区分精神活动正常与异常的标准之一 |

**链 接**

【案例简述】一般资料：求助者，男性，26岁，公司职员。

案例介绍：求助者在大学微信群中一直很活跃，与同学保持着联系。三个月前在微信的同学群中无意得知上学时学习成绩一直不如他的另一个男同学居然保研至国内知名重点大学，并选择了自己梦寐以求的专业，而自己在大学毕业时考研失败后无奈选择工作。求助者觉得自己输给了一个原本比自己差的人，感觉特别失败，自此退出了大学微信群，不愿与大学的好友联系。求助者时常感到烦躁易怒，感觉工作累还没有什么前途，天天与其女友吵架，一个月前与其女友分手。为此求助者感到十分痛苦，失眠，食欲不振。主动前来咨询。

心理咨询师观察了解到的情况：求助者上学期间的成绩优异，好强，追求完美。

【分析】该求助者是主导性的情绪变化。该求助者因嫉妒同学在学业上的成绩导致自己主观上产生不良情绪并影响其社会功能。其表现出来的对工作的消极态度、与其女友争吵、分手后更加痛苦等符合其好强、追求完美的人格特征。求助者了解其症状产生的因果关系并能主动求治，自知力完整。根据"三原则"判断，这是正常人的心理活动变化。

2. 对求助者具有典型意义的某些特异行为表现进行定性

典型的异常心理行为具有诊断和鉴别诊断意义。常见的案例包括：

(1) 患有神经症的求助者对自己的症状是有自知力；而出现精神病性问题的人对自己的症状没有"自知力"。

(2) 患有神经症的求助者常常表现为强烈的求治愿望而主动求医；而出现精神病性问题的人很少主动求医。

(3) 周期性发作的抑郁或抑郁与躁狂的交替发作，有助于"躁郁症"的诊断。

## 🔗 链 接

**【案例简述】** 一般资料:求助者,女性,48岁,农民。

案例介绍:求助者文化水平较低,平时信奉鬼神之说。一个月前突然开始出现经常流泪哭泣,惊恐害怕,不愿出门见人,不愿与人说话。自己待在房间里,不愿意和家人一起吃饭,吃饭也在自己房间里,经常自言自语。

心理咨询师:你今天来,需要我提供哪方面的帮助?

求助者:有人嫉妒我,想要害我。

心理咨询师:为什么有人要害你?

求助者:我有神力,他们嫉妒我,就想要害我,把神力抢过去。

心理咨询师:他们是谁?

求助者:我们村里的,他们天天盯着我家,想等我出门时害我。还跑到我家看我,想让我出门,他们好下手。

心理咨询师观察了解到的情况:求助者小学文化程度,性格内向、胆小怕事。

**【分析】** 该求助者存在明显的妄想症状。认为自己有神力,这是夸大妄想,认为有人要害他,这是被害妄想。求助者的主客观不统一,是不正常的心理活动。

3. 确定工作范围

(1)心理咨询师需明确自己的胜任力。正确地认识自己的胜任力,符合心理咨询师的基本伦理要求。明确自己的胜任力,并取得相应资质是对求助者负责,也是保护自己。

(2)一般心理问题、严重心理问题和部分神经症性问题是健康心理咨询的主要对象。

(3)对精神病性问题,心理咨询师只能做一定的辅助性工作。

(4)对待出现神经症性问题的求助者和能够确诊为神经症的求助者时要谨慎。

(5)对待精神病性问题和神经症性问题要综合分析并加以鉴别。

(二)相关知识

1. 典型症状的诊断价值

## 🔗 链 接

**【案例简述】** 一般资料:求助者,女性,13岁,初中学生。

案例介绍:求助者自小十分听话,学习成绩稳定,父母的教育比较严格,不允许她和异性接触,上下学均由父母接送,朋友都是女同学,很少与男同学说话。两个月前,求助者开始频繁洗手,自己的东西别人碰过她就要反复擦洗。在学校,与同桌划分"三八界",一旦同桌越界就异常紧张,用纸巾一直擦拭课桌,严重影响学习效率,注意力难以集中。不愿意与同学一起玩,总是避开集体活动。不愿意用手触碰电梯电钮、门把手、灯的开关等物品。虽然知道自己没有必要这么做,但还是控制不住自己。为此感到十分痛苦。其父母带求助者去医院检查,没有发现躯体疾病,特来咨询。

【分析】该求助者的年龄是13岁,正处于青春发育期,可考虑其心理问题是因生理发育引起的身心危机。求助者知道自己的异常行为,但是又控制不住自己,其行为具备强迫症的症状,存在着自我强迫和自我反强迫的心理冲突。

2. 辨识求医行为

🔗 链 接

【案例简述】一般资料:求助者,女性,15岁,初三学生。

案例介绍:求助者学习努力,成绩良好,家人寄予了很多的希望,希望她能考上市里的重点高中。升学考试前,父母因亲人在外地出事赶去帮忙,临行前反复嘱托要好好考试,一定要取得好成绩,考上重点高中。考试过后求助者感觉考试状况不理想,可能考不上重点高中。认为父母把自己辛苦养大,唯一的希望就是好好学习,考上重点高中,而自己辜负了父母的期望,情绪低落,不愿说话,整夜失眠。父母感觉孩子不对劲,故强制将求助者带来咨询。

心理咨询师:请问,您有什么问题需要我的帮助?
求助者:我最近一直很苦恼,吃不下饭,睡不好觉,不想说话。
心理咨询师:你是因为什么事情苦恼?
求助者:我没有达到父母的要求。
心理咨询师:能具体说说是什么要求吗?
……

【分析】该求助者虽然是被父母强制带来咨询的,但其本人有求治意愿。

3. 甄别求助者对症状是否"自知"

🔗 链 接

【案例简述】一般资料:求助者,女性,38岁,银行职员。

案例介绍:求助者在银行上班,工作中规中矩。半年前因丈夫出轨女大学生离婚。前些天单位来了新同事,都是刚毕业的大学生,看起来都很漂亮很有活力。求助者感叹自己年华老去,人老珠黄。最近求助者着装风格发生很大改变,经常穿颜色鲜艳的衣服,与以往的穿衣风格完全不同,上班时化浓妆,单位领导对其进行批评教育后无效。求助者的母亲带其前来咨询。

心理咨询师:请问,您有什么问题需要我的帮助?
求助者:我没有病,不需要帮忙。
心理咨询师:您今年多大年纪?
求助者:我25岁。
心理咨询师:那你做什么工作的?

求助者:我在银行工作。
……
心理咨询师通过与求助者的母亲交谈得知:求助者自离婚后受到很大打击,认为是男人都喜欢年轻漂亮姑娘。求助者每天花很长时间化妆,挑选衣服。
【分析】该求助者对自己年龄的认知与客观事实不符,根据判断正常与异常心理活动的三原则,违反了主观世界与客观世界的统一性原则,其行为表现显然不正常。该求助者无求知愿望,"自知力"不完整。

4. 不属于心理咨询范围问题的处理

心理咨询不能解决所有的心理问题,心理咨询师应该明确自己的工作范围。对于老年痴呆、器质性病变、儿童智残、精神病性问题等都应及时地转到有关科室。

(三)注意事项

(1)只有获得相应资质的心理咨询师才可以对确诊为神经症的求助者进行心理治疗。

(2)如遇发展心理咨询类型的求助者,心理咨询师应凭自己的专业能力尽力解决,如有必要时寻求相关专家会诊或转诊。

## 四、一般心理问题的诊断(重点掌握)

(一)工作程序

(1)分析求助者问题是否有器质性病变,并以此为基础。

(2)根据区分正常与异常的心理学原则,分析求助者自知力和有无精神病性症状,与精神病性问题相鉴别。

(3)分析求助者的内心冲突类型,与神经症性问题相鉴别。

(4)分析求助者情绪是否泛化,与严重心理问题相鉴别。

(5)确定求助者心理问题持续时间、心理、生理和社会功能影响程度。

(6)根据以上分析,形成初步诊断。

> 链 接
>
> 【案例简述】一般资料:求助者,女性,32岁,未婚,某大学国际贸易专业毕业。
> 案例介绍:求助者在某家外企上班。求助者工资收入中等,工作稳定,偶尔加班、出差,每天工作就是处理订单,联系生产商,接打电话、发邮件,单调乏味,认为工作内容没有任何技术性,每天都是重复性劳动,没有什么新鲜感,对工作失去乐趣。看看自己的同学做生意特别赚钱,房子、车子都买好了。朋友也都结婚生子,而自己至今连对象都没有。想换个工作,觉得自己重头开始太难,想提升学历,自己的学习能力不行,怕自己学不进去。现在,想搞直销,做微商,开网店,在朋友圈里卖产品,也许能迅速赚钱,甚至想去买彩票碰碰运气。

【分析】该案例诊断过程如下：

(1)该求助者无明显器质性病变。

(2)根据区分心理正常与异常的心理学原则,该求助者产生情绪困扰有明显的原因,情绪性质和强度与现实处境相符合,有良好的自知力;心理活动协调一致;人格没有发生明显变化,心理状态正常;没有出现精神病性症状,可排除精神病性问题。

(3)该求助者的内心冲突是多重趋避式冲突,与现实处境相符,属常形冲突,可排除神经症性问题。

(4)该求助者的焦虑情绪仅局限于生活现状不满意,没有泛化,可排除严重心理问题。

(5)该求助者的主导症状是焦虑情绪,情绪反应在正常范围内,没有影响社会功能。

(6)根据以上分析,初步诊断为一般心理问题。

(二)注意事项

重大生活事件会对求助者产生强烈刺激,造成的影响比较大。尚在实习期的心理咨询师应注意提高警惕,不能因求助者的情绪问题持续时间短,就草率作为一般心理问题处理,应根据求助者心理状态的发展,随时准备会诊或者转诊。

【例15·单选题】对求助者做出一般心理问题诊断前,应该首先分析求助者(    )。

A. 其症状能否被心理咨询师所理解

B. 其症状能否用心理学理论来解释

C. 是否有器质性病变作基础

D. 是否有严重精神病家族史

C。【解析】根据一般心理问题诊断的工作程序,首先需考虑求助者是否存在器质性病变。

### 五、严重心理问题的诊断(重点掌握)

(一)工作程序

(1)分析求助者问题是否有器质性病变,并以此为基础。

(2)根据区分正常与异常的心理学原则,分析求助者自知力和有无精神病性症状,与精神病性问题相鉴别。

(3)分析求助者的内心冲突类型,与神经症性问题相鉴别。

(4)分析求助者情绪是否泛化,如果已泛化,需分析泛化的具体表现。

(5)确定求助者心理问题持续时间、心理、生理和社会功能影响程度。

(6)根据以上分析,形成初步诊断。

扫码看总结

(二)相关知识
1.关于诊断知识的案例分析

🔗 链 接

【案例简述】一般资料:求助者,男,高三学生。

案例介绍:求助者自小就喜欢看电视电影,喜欢明星,想报考传媒类的学校,目标院校是北京电影学院。求助者外型条件较好,认为自己只要去考,一定能考上,自己的明星梦很容易就实现了。认为学文化课根本没有必要,在一年级时经常逃课去网吧玩游戏。对此老师也对其进行批评教育。求助者认为应该用更多的时间来练习自己的表演水平。家长和老师多次劝说,高考时的艺术类院校录取不仅要考专业表演和个人外型条件,文化课是必须要达到一定的分数才能被录取。如果文化课达不到要求,是不能被录取的。而求助者认为,艺术类考试本就比那些一般的文理科分数线低很多,自己只要随便看看文化课就能通过,根本用不着花费那么多时间,因此特别反感父母和老师的劝导,经常与父母争吵。即使不待在家里,也会觉得心情烦躁。在高三的第一次月考后,求助者的成绩排名在班级比较靠后,发现自己文化课成绩非常差,这样肯定考不上理想学府,觉得自己的理想就要成为泡影,特别着急,头晕,头疼,失眠,食欲不振。父母更是十分担忧,经常说自己不听"老人言",眼下着急有什么用,肯定考不上了。自己心中感到后悔,但为了面子,一直不肯承认,经常因为一点小事情就在家里大吵大闹。眼看距离高考的时间越来越近,感到考学没有希望了,听课时注意力无法集中,记忆力下降,成绩更不如以前了。经了解,求助者的叙述内容情况属实。

【分析】对该案例,诊断过程如下:

(1)该求助者有头晕,头疼,失眠,食欲不振的症状,应做相关检查,以排除明显的器质性病变。

(2)根据区分心理正常与异常的心理的三原则,该求助者产生情绪困扰有明显的原因,情绪性质和强度与现实处境相符合,有良好的自知力,也有求治愿望;心理活动协调,人格没有发生明显变化,心理状态正常;没有出现精神病性症状,可排除精神病性问题。

(3)该求助者的内心冲突属于常形冲突,因与父母、老师对文化课的学习上存在意见分歧,因高考将近,而自己的学习成绩与目标相差甚远。这些冲突,都是来自现实的心理冲突,可排除神经症性问题。

(4)该求助者的坏情绪已泛化。

(5)该求助者的主导症状是焦虑和抑郁情绪,情绪反应尚在正常范围内;但从高三开始一直持续到高考前几个月;社会功能受到较大影响。

(6)初步诊断为严重心理问题。

2. 关于精神病性问题和神经症性问题的案例分析

> 🔗 **链接**
>
> **【案例简述】**一般资料：求助者，女性，25岁，实验员。
>
> 案例介绍：求助者大学毕业后，就远离家乡在一家私企上班，作为实验员每天的工作就是与各种化学试剂打交道，很少与人交流，与公司同事也没有来往，吃饭、上下班都是一个人。三个月前自己因工作失误被领导训斥，在公司聚会上，发现同事们都围在一起说话聊天，认为是在议论自己，说自己工作能力差。此后经常听到有人在耳边窃窃私语说难听的话，经常感到惊恐慌乱。害怕出门见人，害怕坐公交车、地铁，不敢去人多的地方，下班后就直接回家，周末也待在家里不肯出门。工作效率降低，频繁出现错误，被领导劝退，建议其去医院检查。求助者为此更加痛苦不堪，无法入眠，难以忍受，故前来咨询。
>
> 心理咨询师观察了解到的情况：求助者眼神涣散、面色晦暗；内向、胆小。
>
> **【分析】**该求助者出现幻听症状，这属于知觉障碍，存在心理异常。可根据诊断程序判断其心理问题的性质。心理咨询师在进行心理治疗要时刻警惕求助者的心理转化为精神病性心理问题的可能。

（三）注意事项

（1）心理冲突的性质是心理咨询师进行鉴别诊断的依据，有十分重要意义。

（2）诊断是否为严重心理问题时，应注意与神经症性心理问题相鉴别。

（3）对青年人来说，与个人发展前途有关的事件一般都属于高强度刺激。

（4）在判断求助者的情绪是否泛化时，要注意考虑泛化与心境对人产生影响的区别。心境是某种情绪持续，以至于影响主体从事其他活动，**心境的关键在于持续，而泛化的关键在于诱发**。

**【例16·单选题】**在分析情绪是否泛化时，要注意区分泛化与（　　）对人的影响。

A. 强化　　　　　　　　B. 反射

C. 心境　　　　　　　　D. 冲突

C。**【解析】**在分析情绪是否泛化时，要注意区分泛化与心境对人的影响的区别。

### 六、提出心理评估报告（掌握）

提出心理评估报告的工作程序包括：

（1）核实临床资料。可使用调查法，通过访问求助者的父母、朋友、同事等判断资料的真实性。

(2)对求助者的心理、生理和社会功能状态进行评估。心理咨询师需在会谈过程中观察求助者的反应,确定求助者心理、生理和社会功能是哪个方面出现问题,求助者的表现程度如何,找出引发这种心理问题的关键点和原因。

(3)分析导致心理问题的原因。分析原因时遵循在融会贯通的基础上,因人而异,灵活运用的原则。

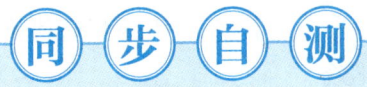

## 一、单项选择题

1. 符合初诊接待要求的询问是（　　）。
   A. 怎么了,有什么问题,说吧
   B. 我很希望知道,我在哪方面能向您提供帮助
   C. 出什么事啦,说吧
   D. 说说吧,有什么事

2. 在与求助者会谈时,心理咨询师应持中性态度,则（　　）。
   A. 咨询师在会谈过程中不表明自己的态度
   B. 咨询师对求助者的行为情绪等后果持保留态度
   C. 咨询师在会谈过程中可暂时放下自己的是非观
   D. 咨询师应赞同求助者的行为、想法等

3. 心理咨询师在选取心理测验时（　　）。
   A. 选择尽可能多的心理测验
   B. 根据求助者心理问题的性质选择
   C. 不需要向求助者说明测验的意义
   D. 以心理测验的结果为诊断的主要依据

4. 在初诊接待时为避免暗示对资料的可靠性产生影响,心理咨询师除了要重视初诊接待和会谈方式,还要建立（　　）。
   A. 统一化的语言行为操作　　　　B. 规范的咨询环境
   C. 标准化的咨询流程　　　　　　D. 严谨的会谈提纲

5. 如求助者有心理咨询既往史,则心理咨询师应了解（　　）。
   A. 求助者对以往心理诊断的评价
   B. 以往的咨询机构是否规范化操作
   C. 求助者以往的心理咨询过程
   D. 求助者以往的心理咨询师是否具有从业资格

6. ( )是心理咨询师对求助者的临床资料进行整理分析后,对其心理、行为问题形成大致的判断。

   A. 鉴别诊断　　　　　　　　　　B. 初步诊断

   C. 问题评估　　　　　　　　　　D. 初步印象

7. 心理咨询师根据心理测评结果的初步分析发现的问题可以作为( )。

   A. 控制会谈方向的方法　　　　　B. 选择会谈方式的原则

   C. 摄入性会谈的参照点　　　　　D. 心理咨询师的理论指导

8. 心理诊断是在( )中的任务。

   A. 初诊接待　　　　　　　　　　B. 摄入性会谈

   C. 治疗性会谈　　　　　　　　　D. 心理咨询全过程

9. 下列心理咨询师的做法正确的是( )。

   A. 对负面情绪较为严重的求助者应及时转介

   B. 为达到最好的咨询效果,可以给予求助者适当的利诱

   C. 对收集到的求助者资料先判断其可靠性

   D. 可以与求助者一起吃饭以联络感情

10. 需要心理咨询师及时安排转介的是( )。

    A. 有发展心理问题的求助者　　　B. 有严重心理问题的求助者

    C. 具有器质性病变的求助者　　　D. 有强迫症倾向的求助者

11. 求助者有自知力的主要表现是( )。

    A. 存在思维障碍　　　　　　　　B. 存在异常行为

    C. 不能解释问题与症状的关系　　D. 认知与客观事实一致

## 二、多项选择题

1. 以下属于保密例外的情况有( )。

   A. 求助者的家人要求了解求助者的情况

   B. 求助者同意将信息透露给他人

   C. 求助者有强烈的自杀倾向

   D. 求助者存在虐待儿童的行为

2. 对心理咨询的理解正确的有( )。

   A. 心理咨询可以解决求助者的现实问题

   B. 心理咨询是咨询师协助求助者解决心理问题的过程

   C. 心理咨询完全依据求助者的要求进行

   D. 求助者应了解心理咨询的性质

3. 心理咨询师可通过摄入性会谈了解求助者的（　　）。
   A. 人口学资料　　　　　　　　B. 工作记录
   C. 近期的工作、学习状况　　　D. 人际关系

4. 在摄入性会谈中,心理咨询师在倾听方面应注意（　　）。
   A. 不能随意打断求助者谈话
   B. 可随时表达自己的观点,给予评价
   C. 判断求助者的表达内容是否有逻辑
   D. 选用恰当的提问方式与求助者沟通

5. 常用的控制会谈内容与方向的技巧有（　　）。
   A. 把求助者说的重要内容反馈给求助者
   B. 在会谈中提议暂时休止一下
   C. 有意识地刺激一下求助者,使他把会谈转向某类问题
   D. 由目前的话题引向另一话题

6. 不恰当提问的类型有（　　）。
   A. 多重选择性问题　　　　　B. 间接询问
   C. 修饰性反问　　　　　　　D. 责备性问题

7. 影响资料可靠性的可能因素有（　　）。
   A. 早期印象　　　　　　　　B. 求助者的处境和人格特点
   C. 就事论事　　　　　　　　D. 暗示

8. 判断心理是否正常的原则有（　　）。
   A. 主客观世界统一　　　　　B. 精神活动的内在协调一致
   C. 自知力完整　　　　　　　D. 人格相对稳定

9. 健康心理咨询的对象有（　　）。
   A. 一般心理问题　　　　　　B. 部分神经症性问题
   C. 严重心理问题　　　　　　D. 经治疗痊愈的精神病患者

## 答案详解

**一、单项选择题**

1. B。【解析】在初诊接待时,应使用间接询问而不可直接逼问求助者,并且注意使用礼貌语言。

2. B。【解析】在与求助者会谈时,咨询师只能持非评判性态度,可以向求助者表

达"理解",并不是不顾个人的是非观,而是对求助者的行为或情绪发生的规律性或必然性有肯定的看法,对其社会效应和其他后果仍是一种保留态度。

3. B。【解析】心理咨询师应正确使用心理测验,不可以"地毯式"的方式实施心理测验,需根据求助者心理问题的性质,选择恰当的心理测验项目。在诊断时应以临床观察、会谈法的结论和测量结果相结合,如果出现不一致时,可重新进行会谈,再次测评。

4. B。【解析】心理咨询师的倾向性、过分随意的交谈很可能使求助者受到暗示,因此要建立规范的咨询环境。

5. C。【解析】如求助者有心理咨询既往史,心理咨询师应详细了解其咨询过程、当时的诊断结果、心理咨询的效果等,还需要判断以往的诊断是否正确。

6. D。【解析】心理咨询师对求助者的临床资料进行整理分析之后,必须对求助者的心理和行为问题就严重程度和归类诊断方面,形成大致的判断,这称之为初步印象。

7. C。【解析】求助者主动提出的求助内容、心理咨询师在初诊接待中观察到的疑点和根据心理测评结果的初步分析发现的问题、上级心理咨询师为进一步诊断而下达的会谈目标均可作为摄入性会谈的参照点。

8. D。【解析】在心理咨询的过程中,求助者的心理状态会发生变化,心理诊断应贯穿于整个心理咨询过程。

9. C。【解析】对负面情绪较为严重的求助者可使用放松训练调节其负面情绪。心理咨询效果的关键在于求助者自身的主动性,不可对求助者威逼利诱。不能在心理咨询以外与求助者有任何的情感联系。

10. C。【解析】心理咨询只能解决因心理问题导致的躯体症状,具有器质性变化的求助者应立即去相关科室就医。发展心理问题属于健康的心理问题,属于心理咨询的工作范畴。具有强迫症倾向的求助者可使用放松训练、阳性强化法等方法缓解症状。

11. D。【解析】思维障碍或异常行为不能作为判断求助者自知力是否完整的依据。无自知力是求助者对自身状态反应错误或统一性原则的丧失。自知力完整的求助者符合主客观世界统一性原则。

## 二、多项选择题

1. BCD。【解析】保密例外情况:求助者同意将保密信息透露给他人;司法机关要求心理咨询师提供保密信息;出现针对心理咨询师的伦理或法律诉讼;心理咨询中出现法律规定的保密问题限制,如报告虐待儿童、老人等;求助者可能对自身或他人造成即刻伤害或死亡威胁的;求助者患有危及生命的传染性疾病。如不属于保密例外情况,心理咨询师不得将求助者的信息泄露给任何人,包括求助者的亲属。

2. BD。【解析】心理咨询不能解决具体的现实问题,解决的是求助者的心理问

# 第一章 心理诊断技能

题。心理咨询是心理咨询师通过掌握的心理学技能协助求助者解决心理问题的过程。心理咨询应是咨询师和求助者共同商定咨询方案、咨询目标等，不能完全以求助者的要求进行咨询活动。求助者应该了解心理咨询的性质，扭转错误的观念，建立正确认识。

3. **ABCD**。【解析】在摄入性会谈过程中，心理咨询师将收集求助者的个人资料，包括人口学资料、求助的原因和对咨询服务的期望、现在及近期的状况、早年回忆、教育培训情况、工作记录等共计17类。

4. **ACD**。【解析】摄入性会谈的主要目的是了解求助者的基本情况，应重在从求助者的表述中收集有效的信息，不可随意打断求助者谈话，如出现赘言、喋喋不休等情况，可使用中断技术控制会谈。咨询师应持非评判性态度，不可随意评价求助者，以免引起求助者的抵抗情绪。在倾听过程中需要判断求助者的诉说内容是否符合常理。

5. **ABCD**。【解析】常用的控制会谈内容与方向的技巧有释义、中断、情感反射、引导。把求助者说的重要内容反馈给求助者是内容反应，也叫释义。中断是指在会谈中暂时休止一下。情感反射是有意识地刺激一下求助者，使他把会谈转向某类问题。引导是指由目前的话题引向另一话题。

6. **ACD**。【解析】多重选择性问题的答案非此即彼，是封闭性问题，不利于收集求助者的信息。修饰性反问经常会使会谈陷入僵局。责备性问题会使求助者产生不良情绪，会引起心理防卫。

7. **ABD**。【解析】就事论事属于给临床资料赋予意义的方法之一。

8. **ABD**。【解析】自知力完整是判断是否属于精神病的指标。

9. **ABCD**。【解析】健康心理咨询的对象包括一般心理问题、严重心理问题、部分神经症性问题。精神病性的心理问题不属于心理咨询的工作范畴，但是痊愈的精神病患者也会存在健康心理问题。

# 第二章 心理咨询技能

考纲图析

- 心理咨询技能
  - 建立咨询关系
    - 咨询关系
    - 尊重
    - 热情
    - 真诚
    - 共情
    - 积极关注
  - 制定个体心理咨询方案
    - 商定咨询目标
      - 前期工作
      - 咨询目标概述
      - 如何与求助者商定咨询目标
      - 咨询目标的整合
      - 商定咨询目标时的注意事项
    - 商定咨询方案
      - 划分咨询阶段
      - 制定咨询方案
  - 个体心理咨询方案的实施
    - 实施咨询方案的策略和框架
    - 参与性技术
      - 倾听技术
      - 开放式提问技术和封闭式提问技术
      - 鼓励技术
      - 重复技术
      - 内容反应技术
      - 情感反应技术
      - 具体化技术
      - 参与性概述
      - 非言语行为的理解和把握
    - 影响性技术
    - 放松训练
    - 简易行为矫治——阳性强化法
    - 合理（理性）情绪疗法
    - 克服阻碍咨询的因素
      - 识别和处理多话现象
      - 识别和处理沉默现象
      - 识别和处理依赖现象
      - 识别和处理移情现象
      - 识别和处理阻抗现象
    - 咨询效果评估

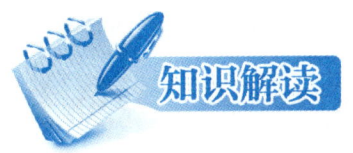

# 第一节 建立咨询关系

## 一、咨询关系（掌握）

| 要点 | 内容 |
|---|---|
| 概念 | 心理咨询师和求助者之间的相互关系就是咨询关系 |
| 意义 | （1）良好的咨询关系是产生理想咨询效果的先决条件。<br>（2）良好的咨询关系是心理咨询师开展心理咨询的前提条件 |
| 影响因素 | 咨询关系的建立和维护受以下因素的影响：<br>（1）心理咨询师的咨询态度（不仅是单纯的方法，更是心理咨询师职业理念和人性的表达）、咨询理念、个性特征等。<br>（2）求助者的期望值、领悟水平、咨询动机、自我觉察的能力、行为方式等。<br>可见，咨询关系受求助者与心理咨询师的双重影响，建立和维护良好的咨询关系是双方共同的责任和义务 |

【例1·单选题】良好的（　　）是开展心理咨询的前提条件。

A. 悟性水平　　　　　　　　B. 咨询关系

C. 咨询技术　　　　　　　　D. 行为方式

B。【解析】良好的咨询关系是开展心理咨询的前提条件，是咨询达到理想效果的先决条件。

【例2·多选题】心理咨询师的（　　）对咨询关系的建立与维护有至关重要的影响。

A. 咨询理论　　　　　　　　B. 咨询理念

C. 领悟水平　　　　　　　　D. 咨询态度

BD。【解析】心理咨询师的咨询理念、咨询态度、个性特征等对咨询关系的建立与维护有至关重要的影响。

## 二、尊重(掌握)

(一)工作程序和相关知识

1. 尊重概述

尊重是心理咨询师把求助者看作一个有思想情感、有生活追求、有内心体验、有自主性和独特性的个体,并与求助者保持尊严、人格、价值等方面的平等。

尊重是建立良好咨询关系的基础及其重要内容。

罗杰斯认为心理咨询师应"无条件尊重"求助者,是使求助者人格产生建设性改变的关键条件之一。

2. 尊重是能否达到理想咨询效果的基础

(1)尊重求助者,会给咨询营造了一个温暖和安全的氛围,方便求助者敞开心扉,最大限度地展现真实的自己,从而使咨询师可以完整体验和把握求助者的内心世界。

(2)尊重求助者,使求助者感觉到自己是受到尊重的、被理解的和被接纳的,这样求助者会获取自己存在的价值感意义。尤其是对那些缺乏尊重、接纳和信任的求助者,尊重本身就会对他们产生明显的帮助效果。

(3)尊重求助者,会使求助者产生对咨询师的信任感,从而强化求助者的咨询动机,积极配合咨询师,增强咨询的主动性和自觉性,促进心理问题和行为的解决。

(4)尊重求助者,会激发求助者的自尊心和自信心,帮助求助者开发自我改变的潜能,使他们具有自我改变的力量。

3. 对尊重的理解和掌握

| 要 点 | 内 容 |
| --- | --- |
| 尊重意味着无条件接纳求助者 | 尊重就是咨询师对求助者无条件的接纳,接纳求助者的一切。<br>(1)态度上,咨询师的接纳是中性的。不管求助者的道德品质、财富状况、婚姻状况、年龄、文化程度如何,咨询师都没有喜欢、欣赏、厌恶、仇恨等态度的差别。<br>(2)不管求助者的信仰、价值观如何,以及存在多么偏执的个性、扭曲的认知、偏激的行为、消极的负性情绪,心理咨询师都应该把自己的价值观抛开,不按自己的生活态度、生活方式要求求助者,而是要无条件地接纳求助者。<br>(3)咨询师必须把求助者看作是有独立人格、思想情感、价值和人权的人,这不仅是心理咨询师职业道德的基本要求,也是心理咨询职业活动的基本条件。咨询师应该尊重求助者的价值观,不能将自己的价值观强加给他们,不以自己的好恶接纳或拒绝求助者 |

扫码看总结

## 第二章　心理咨询技能

(续表)

| 要　点 | 内　容 |
| --- | --- |
| 尊重意味着平等 | 咨询师和求助者在价值、尊严、人格等方面是平等的。<br>(1)咨询师不因求助者的外在条件和社会地位因素影响咨询关系,心理咨询师自觉忽略双方在价值观、民族、信仰、地位、职业、金钱、个性、文化程度、心理健康程度等方面的差别。<br>(2)咨询师以平等的态度对待求助者,不可轻视或奉承,也不可贬低、歧视求助者,不可因自己的好恶厚此薄彼 |
| 尊重意味着礼貌 | (1)心理咨询师礼貌的态度有利于咨询双方建立平等和信任的关系,咨询师对求助者礼貌、热情,必然会使求助者备感尊重。<br>(2)礼貌是咨询师的一种姿态,在咨询过程中,咨询师不管求助者有任何无礼或失礼的行为,都要做到以礼相待,不批评指责、不歧视嘲笑、不冷漠无情等 |
| 尊重意味着信任 | 尊重的基础和前提是咨询双方的相互信任,咨询师只有信任求助者,才会尊重求助者,才会全心全意地为求助者服务。咨询师要充分信任求助者的求助动机。<br>(1)咨询师要相信求助者有解决心理问题、改变自我的主观愿望。如果在心理咨询的初始阶段,咨询师和求助者之间还未建立良好的咨询关系,求助者在某些方面没有打消心理的顾虑,那么咨询师应予以理解并尊重求助者的选择,不直接断定求助者是故意隐瞒,而是要用理解的、温暖的话语打消求助者的顾虑,促使双方建立信任感。<br>(2)咨询师要相信求助者需要解决自身的心理问题。求助者由于心理能力等原因,可能会出现各种矛盾或不一致和阻碍咨询的一些因素,咨询师应该帮助求助者澄清,而不能简单地否认求助者解决心理问题的动机。<br>(3)咨询师要相信通过咨询的帮助,求助者是可以通过自身努力,不断地自我调节、自我发展,改变自己的行为模式,解决自己的心理问题 |
| 尊重意味着保护隐私 | (1)在咨询过程中可能会出现涉及求助者的隐私或秘密,咨询师要对这些隐私或秘密进行接纳和保护,这也是对求助者尊重的一种方式。<br>(2)对求助者暂时不愿透露的隐私,咨询师可通过承诺保密来打消求助者的顾虑,除非涉及危害公共安全等问题,否则不应强行逼问。<br>(3)咨询师不应评价和干预求助者主动诉说的隐私或秘密,也不能因好奇而询问求助者的这些隐私或秘密 |
| 尊重意味着真诚 | (1)尊重是以真诚为基础的,咨询师要以真诚的心、情感和态度对待求助者。<br>(2)真诚体现在咨询的过程当中咨询师依据咨询关系的建立情况,表明自己的观点、态度、意见等。在建立良好的咨询关系基础上,适度地表明对求助者的看法会对咨询有积极的促进作用 |

**【例3·多选题】**下列关于尊重的说法中,正确的是( )。

A.以平等的态度对待求助者

B.咨询双方的相互信任是尊重的基础和前提

C.对求助者的隐私或秘密进行接纳和保护是尊重求助者的一种表现

D.尊重意味着真诚

**ABCD**。【解析】为了理解和掌握尊重的意义,恰当地对求助者表达尊重,应着重理解和掌握:(1)尊重意味着咨询师对求助者无条件的接纳。(2)尊重意味着平等。(3)尊重意味着礼貌。(4)尊重意味着信任。(5)尊重意味着保护隐私。(6)尊重意味着真诚。

(二)注意事项

在咨询过程中,心理咨询师要做到以下几点:

(1)遵循基本礼仪,礼貌待人。

(2)信任求助者。

(3)无条件接纳求助者,特别是接纳自身所反对、否定和反感的内容等,还要无条件接纳求助者消极、灰暗、错误等内容。

(4)与求助者在价值、尊严、人格等方面是平等的,不会因咨询双方的地位、金钱、知识、文化等差异而奉承或歧视求助者。

(5)不主动探问求助者的个人隐私或秘密,对求助者主动诉说的隐私、秘密应该进行保护,不随意传播。

(6)当觉得处理求助者的问题有困难的时候,可以向求助者进行说明,建议求助者进行转介,这也是对求助者的一种尊重。

(7)应该用真诚的态度对待求助者。

### 三、热情(掌握)

(一)工作程序和相关知识

1.热情概述

心理咨询师助人愿望的真诚流露应该是尊重且热情。如果仅有尊重,咨询师与求助者之间显得有些公事公办;如果将尊重和热情两者相结合,咨询才能情理交融,感人至深。

热情应贯穿咨询的整个过程。心理咨询师热情、周到、耐心、细致的态度会使求助者感受到关心和温暖,同时求助者也会觉得自己得到了友好的接待,所以热情对建立良好

扫码看总结

的咨询关系是非常重要的。

2. 对热情的理解和掌握

| 要 点 | 内 容 |
| --- | --- |
| 在初诊接待阶段打好热情的基础 | (1)在初诊接待阶段,咨询师的热情、友好、温暖等可以有效地消除求助者不安、疑惑、紧张或犹豫的心理状态,让求助者感到自己是被接纳和受欢迎的。<br>(2)在初诊接待阶段,咨询师可以简单地询问求助者之前是否进行过相关的心理咨询,是否对心理咨询工作有所了解,是否需要简单介绍心理咨询等,这些充满热情、关切的询问会让求助者感受到咨询师的热情、可亲和温暖。<br>需要注意的是,开场白不宜太久,以几分钟为宜 |
| 通过倾听和非言语行为,表达热情 | 咨询师的热情可激发求助者的合作愿望,建立良好的关系。<br>(1)在咨询过程中,咨询师要善于运用倾听的技巧,对求助者的诉说表示关注,这是对求助者热情的体现之一。<br>(2)在咨询过程中,咨询师要运用非言语行为的表达,目光关注求助者,通过面部表情和身体姿势等表达出对求助者的关心和热情 |
| 咨询中认真、耐心、不厌其烦是热情的最好表达 | (1)根据求助者难以表达的原因,咨询师应循循善诱,耐心细致地梳理。其具体表现有:<br>①若求助者文化水平低,咨询师可以帮其叙述,主动澄清心理问题的表现、原因过程等。<br>②若求助者表达杂乱,主次不清,咨询师要耐心倾听,要善于归纳求助者的讲述,抓住讲话内容的重点。<br>③若求助者缺乏逻辑性,咨询师要整理归纳求助者的讲述,帮助其建立理性逻辑。<br>④若求助者过于紧张,咨询师要说明心理咨询是帮助求助者的,重新阐述保密原则来安定求助者的情绪,促使求助者进行表达。<br>⑤若求助者不知道讲什么,咨询师要启发求助者,适当多提一些问题,引导谈话的方向和范围。<br>(2)咨询师应接纳求助者任何的表达内容,肯定或鼓励求助者诉说的符合咨询目标的内容,但对没有实际意义的内容不能漫不经心和厌烦,更不能批评求助者 |
| 咨询结束时,使求助者感到温暖 | 当心理咨询结束时,咨询师应该感谢求助者的密切配合,并可以通过咨询小结、告之注意事项、布置作业、对求助者适当鼓励,促使他们继续进行自我探索与改变,以巩固咨询效果。咨询师可以热情地询问进行下次咨询的时间,使求助者感受到他(她)是受欢迎的,从而促成对咨询的期待。<br>热情是心理咨询师的必备素质,是建立良好咨询关系的重要内容,是咨询师真情实感的表达 |

## （二）注意事项

在表达热情时，心理咨询师要注意以下几点：

（1）心理咨询师应认真、热情地帮助求助者表达。

（2）如果心理咨询师遇到阻碍咨询的因素时，更应对求助者表现出热情和耐心。

（3）在求助者出现反复时，心理咨询师应耐心，不急躁，分析求助者行为反复的原因，热情、不厌其烦地帮助求助者。

（4）在求助者叙述时，心理咨询师应耐心地倾听，并循循善诱，不因求助者所表达的内容而进行批评指责。

（5）在咨询的整个过程中，心理咨询师都应对求助者充满耐心和热情，不厌其烦地帮助求助者。

## 四、真诚（掌握）

### （一）工作程序和相关知识

真诚要求咨询师对求助者的态度是真实的和诚实的，咨询师通过呈现"真实的我"和"真诚的我"的角色来帮助求助者，把自己表里如一、真实可信地置身于与求助者的关系中，而不是带有防御式的伪装，把自己隐藏在专业角色下，带着"咨询专家"的假面具。

**1. 真诚的意义**

（1）真诚为咨询营造安全、自由的氛围，可让求助者向咨询师敞开心扉，表达自己的内心世界和问题，同时感到自己是被信任的、被接纳的、被爱护的。

（2）咨询师的真诚为求助者树立了一个良好的榜样，能使求助者通过榜样学习改变认知模式，不断地进行自我认识，促进自我改变，进而减少会谈过程中的模糊不清和误解，使双方的沟通清晰和准确。

**2. 对真诚的理解和掌握**

| 要 点 | 内 容 |
| --- | --- |
| **真诚不等于实话实说** | 说实话不完全是真诚的一种表达，有些损害咨询关系的话不宜传达。咨询师实话实说或者不加修饰的话是对真诚僵化的和绝对化的理解，是对真诚的误解。<br>如何对咨询者进行反馈不仅是理念的问题也是技巧的问题。咨询师要对求助者负责，帮助求助者解决心理问题，要有利于求助者的成长，有些伤害求助者或破坏咨询关系的话，不能实话实说，但咨询师应该真诚地表达出来。<br>在良好的咨询关系的基础上，有时可以使用一些较为激烈的语言或在口气上重一些，但是其目的是刺激求助者，促使求助者对自己问题的严重性有所认识，即使如此，态度上也要真诚，且一般不宜多用 |

## 第二章 心理咨询技能

(续表)

| 要 点 | 内 容 |
| --- | --- |
| 真诚应该实事求是 | 咨询师的真诚既要体现在咨询态度上,也要建立在实事求是的基础上。<br>咨询师不能为了维护自信或尊严,而脱离事实或者不懂装懂。咨询师不是万能的、可以解决任何问题的,咨询师应真诚地向求助者承认自己的不足,这样更容易被求助者所接纳 |
| 表达真诚应该适度 | 过多的真诚表达反而会适得其反,可能让求助者怀疑咨询师的动机,会损害咨询关系。咨询师要注意把握语言使用的度,不能喧宾夺主 |
| 真诚不是自我发泄 | 如果在咨询过程中,咨询师与求助者的某些问题或情感相同或相似,求助者的话可能会触发咨询师,使咨询师有感而发,向求助者发泄自己的情绪——这是咨询师的禁忌,应尽量避免。<br>咨询师的有感而发不但占用了大量的时间,而且会忽视求助者的问题,置求助者于不顾;还容易让求助者对咨询师的专业能力产生怀疑,质疑咨询师的专业素养,同时也会对咨询师的形象产生疑问 |
| 真诚还体现在非言语交流上 | 在咨询中,咨询师采用目光、声音、身体姿势、语调等非言语的身体语言更是表达真诚的好方法 |
| 表达真诚应考虑时间的因素 | 咨询师在不同阶段可以采用不同的表达方式。在咨询早期,还没有建立良好的咨询关系时,咨询师的真诚应体现在"不虚伪"上,咨询师不要急于表达自己的观点和评价而应采用多倾听的方式。随着咨询过程的深入,如果咨询双方建立了良好的咨询关系,这时咨询师可以不损害咨询关系为原则,可以真诚地向求助者表达自己的不足或缺点,也可以表达自己的观点或评价等 |
| 真诚体现在咨询师的坦诚上 | 真诚既是咨询师的基本素质要求,也是咨询师潜心修养、不断实践的结果。<br>咨询师的真诚可以在咨询中表现出来。在咨询中,咨询师要如实相告求助者自己的信息资料,如教育背景、从事咨询的时间、擅长与不擅长的领域等 |

(二)注意事项

在表达真诚时,咨询师要注意以下几点:

(1)咨询师必须要理解真诚不等于实话实说,而且说实话不完全是真诚的体现。

(2)咨询师要明确真诚不能脱离事实根据,要实事求是,而不是不懂装懂。

(3)咨询师要把握表达真诚的度,表达真诚要适可而止,过度的真诚反而适得其反。

(4)咨询师要关注求助者的心理问题和情感体验,不能因与求助者相似或相同的情况有感而发,这是真诚的禁忌。

(5)咨询师表达真诚还体现在非言语上,咨询师可以通过目光、声音、身体姿势、语调等表达真诚。

（6）咨询师表达真诚应根据咨询的进程而有所变化。

## 五、共情（掌握）

扫码看总结

（一）工作程序和相关知识

1. 共情概述

| 要 点 | 内 容 |
|---|---|
| 概念 | 共情又可称为投情、同感心、神入、同理心等，是指咨询师对求助者内心世界的理解和体验。<br>罗杰斯认为共情是咨询师体验求助者内心世界的一种能力。其具体含义有：<br>（1）咨询师通过知识和经验，把握求助者的体验与其经历和人格之间的关系，更深刻理解求助者的心理和具体问题的实质。<br>（2）咨询师通过观察求助者的言行，体验求助者的情感和思维。<br>（3）咨询师通过运用咨询技巧，将共情传递给求助者，表达对求助者内心世界的体验和所面临问题的理解，通过影响对方而取得反馈 |
| 意义 | （1）咨询师通过共情，使求助者感到被理解和接纳，促进建立良好的咨询关系。<br>（2）咨询师通过共情，能设身处地、准确地理解求助者，把握其内心世界。<br>（3）咨询师的共情，鼓励并促使求助者进行深入的自我探索和自我表达，加深求助者对自我深入、全面、准确地认识，从而促进咨询双方之间的理解和更深入的交流。<br>（4）咨询师的共情可以在求助者迫切需要理解、关怀和情感倾诉时起到明显的助人效果 |
| 缺乏共情的表现或后果 | （1）求助者可能会感到失望，甚至使继续咨询的信心减少或丧失。<br>（2）求助者可能觉得受到了伤害。<br>（3）可能会影响求助者进行自我探索。<br>（4）影响咨询师对求助者的反应。咨询师由于缺乏共情而不能真正体验求助者的内心，进而做出可能偏离求助者的问题或缺乏针对性的反应 |

**【例4·单选题】** 对于咨询活动而言，共情最重要的意义是（　　）。

A. 促进咨询师自我表达　　　　　　B. 有助于咨询师收集材料

C. 建立良好的咨询关系　　　　　　D. 使求助者内心愉悦

**C。【解析】** 咨询师通过共情，使求助者感到被理解和接纳，促进建立良好的咨询关系。

2. 共情的理解和掌握

（1）咨询师应从求助者的角度来看待求助者及其存在的问题。若咨询师只从自己的角度看待求助者，就很难理解求助者，从而无法实现共情。咨询师只有站在求助者的角度上看待问题，真正做到共情，才能理解并体验到求助者的内心世界。

(2)咨询师的共情是能设身处地地理解求助者的经历感受,而不是要求必须有与求助者相似的经历感受。

(3)咨询师表达共情应因人而异。不同求助者和不同咨询阶段的共情有所不同。大多数情况下,与情绪稳定的、表达清楚、理解愿望一般的求助者相比,要给予情绪反应强烈、表达混乱、需要理解愿望强的求助者更多的共情。

(4)咨询师表达共情要善于把握角色。在表达共情时,咨询师要善于把握咨询师—求助者角色的转换。在进入到求助者的角色去体验求助者的内心世界,与求助者同喜同悲时,不能忘记了自己咨询师的角色。在角色转换中要做到能进能出,转换自如。咨询师共情的真谛是:体验求助者的内心"如同"体验自己的内心,但永远不要变成"就是"。

(5)咨询师表达共情应把握时机,而且共情要适度。其具体内容包括:

①咨询师不应急于表达共情,一般来说,在求助者完整表达对某一问题及其对应的情绪后再进行共情是比较合适的。

②过度表达共情或共情表达不足都会影响求助者继续求助的愿望。共情反应的程度要和求助者问题的严重程度、感受程度等相匹配。

(6)咨询师表达共情要善于使用躯体语言。咨询师应学会用面部表情、目光传递、身体姿势和动作等非言语表达共情。

(7)咨询师表达共情要考虑求助者的特点和文化特征。在用非言语表达共情时,咨询师需要特别注意求助者的年龄、性别、受教育程度和文化特征等。不合时宜的行为,不但不能达到表达共情的目的,反而会引起不必要的误解。

(8)咨询师要验证自己是否与求助者产生共情。为避免实际情况与自己所想存在误差,咨询师应适时了解或验证自己是否与求助者达到了共情。咨询师可以主动采用尝试性、探索性的语气进行询问,从求助者说出的感受中,得到求助者的反馈,并根据反馈意见及时做出修正。

> 🔗 **链 接**
>
> 【案例简述】求助者,男,16岁,高中学生。求助者的成绩一直居于年级第一,在两个月前的期中考试中发挥失常,成绩居于班级第五名,年级排名第六十二名,因而感觉十分失落,未能保住班级第一的名次。考试过后,班主任找他谈话,询问是否最近学习状态不好。家长为此非常着急,担心他是不是早恋,再三强调他是父母的希望,要与班级的女同学保持距离,要他好好学习,全力应战高考。最近他感觉班级里的同学看他的眼光不再是以前的羡慕崇拜,其他同学都在笑话他。在上课时无法经集中精力,感觉老师不再像以前那样关注自己,同学对他也大不如前,自己感到十分苦恼,特来咨询。

> 下面是心理咨询师与求助者的对话片段。
> 咨询师:你需要我提供哪方面的帮助?
> 求助者:我特别苦恼,别人对我都不像以前那样好了。
> 咨询师:这是为什么呢?
> 求助者:因为我在期中考试中考了班里第五名。
> 咨询师:班级前五名,看来你成绩很好啊。那大家应该都很羡慕你的学习成绩这么好。
>
> 【分析】此时心理咨询师还不了解该求助者的困扰,根据案例介绍可知,期中成绩第五名是不符合求助者期望的,心理咨询师没有站在求助者的立场看待求助者期中的考试成绩,未做到共情。

(二)注意事项

在表达共情时,咨询师要注意以下几点:

(1)咨询师需要转变视角,不能从自己的角度看待求助者及其存在的问题,而要从求助者的角度看待求助者及其存在的问题。

(2)咨询师需要设身处地地理解求助者及其存在的问题,这是共情的基础。

(3)咨询师表达共情要因人、因事而异,视情而定,不能一视同仁。

(4)咨询师表达共情要善于实现咨询师—求助者之间的角色转换。

(5)咨询师表达共情既要把握时机,又要适度。

(6)咨询师表达共情还应善于使用躯体语言,注重目光、姿势、声音、语调等表达。

(7)咨询师表达共情应考虑求助者的年龄、性别、受教育程度和文化习俗等特征。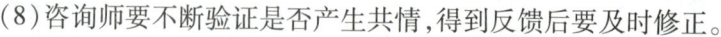

扫码看总结

(8)咨询师要不断验证是否产生共情,得到反馈后要及时修正。

## 六、积极关注(掌握)

| 要点 | 内容 |
| --- | --- |
| 积极关注的概念 | 积极关注是指咨询师关注求助者言语和行为的积极、光明、正性的方面,帮助求助者拥有积极的价值观,拥有改变自己的内在动力。简单地说,积极关注就是辩证、客观地看待求助者 |
| 积极关注的意义 | (1)有助于建立良好的咨询关系并且促进沟通,此外,其本身也具有咨询效果。<br>(2)咨询师的积极关注能帮助因面临挫折而"一叶障目不见泰山"或者自卑感较强而深化自我认识,对自己的内部和外部世界有全面、客观、准确地认识,并看到自己的长处、光明面以及对未来的希望,从而树立起信心,使其前进的内在动力得到激发,并使自身的潜能得到挖掘,促进其向咨询目标前进 |

## 第二章 心理咨询技能

(续表)

| 要 点 | 内 容 |
| --- | --- |
| 积极关注的理解和掌握 | (1) 积极关注就是帮助求助者辩证、客观地看待自己。积极关注就是咨询师帮助求助者从只注意失败、缺点和不足向客观、全面、准确地认识自己转移,深化对自我的认识,挖掘自身积极、光明、正性的一面,发现自己的优点、长处及所拥有的资源。<br>(2) 积极关注就是辩证、客观地看待求助者。求助者前来咨询往往带着自己消极的行为模式、扭曲的认知、负性的情绪等,咨询师很容易观察体验到求助者消极、阴暗、负性的一面。但咨询师需要挖掘求助者积极、光明、正性的一面。<br>(3) 避免过分消极。在咨询过程中,咨询师不断地表达消极的态度,会使求助者越来越消极。积极关注的实质是咨询师始终立足于给求助者以光明、希望与力量。面对求助者的问题、失败、缺点和不足等,咨询师的反应不能是纯自然的、纯客观的,应符合咨询的原则,要对求助者负责,进而促进咨询有效地进行。<br>(4) 避免盲目乐观。与过分消极相反,有些咨询师则是走向另一个极端(盲目乐观)。这些咨询师片面理解积极关注的含义,表现出对求助者的盲目乐观。盲目乐观可能使咨询变成了一种形式的、教条化的反应,不但淡化了求助者的问题,还会缺乏对求助者的共情。<br>(5) 积极关注应立足实事求是。积极关注不能无中生有,应建立在求助者客观实际的基础上,否则积极关注可能会适得其反,使得求助者会觉得咨询师是在用虚言安慰自己,是咨询师无能的表现。<br>咨询的最高目标是促进求助者自我发现和潜能开发,达到心理健康的全面发展。咨询师既要关注求助者的潜力和价值,又要帮助求助者多关注自己的积极、光明、正性的一面 |
| 注意事项 | (1) 积极关注不但包括咨询师积极关注,还包括帮助求助者积极关注自己,看到自己的长处、优点等,使自己内在的潜能和资源得到发掘。<br>(2) 心理咨询师必须辩证、客观地看待求助者,不但要看到求助者的消极、灰暗、负性的失败、缺点和不足,而且要看到求助者的积极、光明、正性的一面。<br>(3) 积极关注时特别需要注意避免消极。<br>(4) 积极关注时反对盲目乐观。<br>(5) 积极关注要尊重现实,实事求是。<br>(6) 促进求助者自我发现和潜能开发,达到心理健康地全面发展,是积极关注的目的,也是咨询的最高目标 |

> 🔗 **链接**
>
> 【案例简述】一般资料:求助者,女性,48岁,公司中层干部。求助者因丈夫出轨后离异,独自抚养儿子十多年,担心组建新的家庭后儿子受委屈,一直没有考虑再嫁,这些年母子两个相依为命。
>
> 几个月前,求助者的儿子交了女朋友,两人感情非常好,并且说要带回家。求助者认为儿子的女朋友身高太矮,而儿子身高一米八,他们看起来非常不般配,对此事非常反对,为此母子两个发生了争吵。求助者既伤心又难过,这么多年,一个人把儿子抚养大,为此天天早出晚归拼命工作,而儿子竟然一点儿都不体谅自己的心情。最近儿子频繁与女朋友联系,还相约出去游玩,求助者对儿子的干涉一点儿用也没有。儿子还说如果再不让他们联系,他就搬出去住。求助者只能生闷气,为此还头晕、头疼,对下属大发脾气,特来咨询。
>
> 【分析】通过求助者的诉说,可知该求助者是单亲母亲。该求助者出现心理问题的现实刺激是求助者对儿子的女朋友不满意,因为此事与儿子有争吵。该求助者的行为有两方面的原因,一方面是出于母亲对儿子的爱,总希望给儿子最好的。另一方面也是单亲母亲比较敏感,希望儿子能够体谅母亲的辛劳,希望儿子能够听话。咨询师在咨询过程中应对该求助者的言语给予积极关注。

## 第二节　制定个体心理咨询方案

### 一、商定咨询目标(重点掌握)

扫码看总结

(一)前期工作

1.全面深入地了解求助者

(1)在心理诊断阶段已经完成的基础上,咨询师在准确、全面地了解求助者相关资料的前提下,可与求助者商定咨询目标。

咨询师可从"5W+1H"方面收集求助者的资料。

| 要　点 | 内　容 |
| --- | --- |
| Who | 求助者是谁?包含求助者的年龄特征、性格特征、文化程度、自我概念、认知特点、情绪变化、兴趣爱好、成长过程等信息 |

## 第二章 心理咨询技能

(续表)

| 要　点 | 内　容 |
|---|---|
| What | 发生了什么？这是了解求助者身上或身边发生了什么事情、事情发生的具体细节是怎样的,事件使求助者产生了哪些心理问题等信息 |
| When | 何时发生的？事情发生的时间是什么时候,是过去的某个时间还是现在,事情发生的次数和情况 |
| Where | 在哪里发生的？事情发生的地点或发生的环境情况是什么样的 |
| Why | 为什么发生？生活事件发生的直接原因、间接原因、表层原因、深层原因是什么 |
| How | 事情怎么演变的？事情发生之后,求助者是怎么认识自己的情绪和反应的,有没有得到外界的支持和帮助,有没有出现新的变化 |
| Which | 与哪些人有关？是与父母家人、朋友、同事领导有关系,还是其他的人员有关系 |

（2）咨询师可根据不同的求助者对象、心理问题采取不同的谈话方式,主要参照的特征包括年龄特征、性格特征、问题特征、文化特征。

①年龄特征主要考虑求助者的不同年龄阶段,比如儿童、青少年、中年人或老人。

②性格特征主要考虑求助者的性格是抑郁型、强迫型、暗示型、敏感型,还是依赖型等。

③问题特征主要考虑求助者的情绪状态、自卑心理、困境等。

④文化特征主要考虑求助者的社会文化环境和个体价值观念。

2. 咨询师深入了解求助者可参照的思路

（1）明确求助者想要解决的问题。咨询师首先需要明确求助者想要解决的问题,这对咨询的顺利进行是十分重要的。

（2）咨询师要进一步了解问题的来龙去脉。咨询师在明确求助者心理问题及其产生的原因、背景、发展过程和影响因素的基础上,才能提出针对性的咨询方案。

（3）咨询师通过仔细观察求助者言行的反应,剖析求助者的真实想法。咨询师通过进一步澄清求助者的真实思想、情感,帮助他们更加了解自己。

（4）咨询师要对求助者具体和心理问题的深层原因进行探索。求助者的问题,特别是心理问题的产生是心理、生理、社会等因素相互作用的结果。咨询师要从根源上帮助求助者,才能彻底改变求助者。

人的某种心理活动通常是与整个心理活动联系在一起的,因此,求助者的问题往往不是单一的。

因此,咨询师要善于分析,抓住求助者心理问题的主要矛盾及根本原因,寻找最合适的突破口,才能收到良好效果。在倾听求助者叙述、分析心理问题的原因时,咨询师要避免先入为主,不应带有偏见或刻板印象,而应多倾听,在没有明确事实之前,不要轻易下结论。

3. 判断心理问题的类型与严重程度。

（二）咨询目标概述

| 要　点 | 内　容 |
| --- | --- |
| 咨询目标的概念 | (1)咨询目标是求助者希望借助咨询师的专业咨询和帮助,通过自我探索和改变,努力去实现的目标。<br>(2)咨询目标是咨询师通过心理咨询的理论、方法、技巧,帮助求助者最终实现的目标 |
| 咨询目标的来源 | 咨询目标需通过咨询师和求助者共同商定,是双方共同的目标 |
| 咨询目标的特征 | (1)具体或量化的。咨询目标若不具体或没有量化,咨询中双方就难以执行和评估咨询效果。<br>(2)可行的。咨询目标不能超出求助者可能的水平,应该商定在可行的范围内。影响咨询目标可行性的因素有很多,如时间因素、经济条件等。<br>(3)积极的。<br>(4)可评估的。无法评估的咨询目标不能称为咨询目标。关于目标的进展情况或是否实现应该至少可以用一种评估手段或方法进行评估。咨询目标的实现可以用求助者的主观体验、观察或心理测验量表进行评定。<br>(5)多层次统一的。咨询目标多层次的统一有多个含义:<br>①若仅有一个目标,则咨询目标的特征应该是统一的。<br>②若咨询目标是多个的,则各目标之间应该是协调统一的。<br>③若咨询目标有近期目标、远期目标、具体目标、长远目标,则近期目标与远期目标,具体目标与长远目标应该是统一的。<br>(6)咨询双方接受的。咨询目标由双方共同商定,是双方要实现的目标,是双方都可以接受的。<br>(7)属于心理学范畴。帮助求助者解决心理问题是心理咨询的任务,因此咨询目标属于心理学的范畴。只有属于心理学范畴的行为、认知、情绪、个性等方面的内容才有可能成为咨询目标 |
| 商定咨询目标的时机 | (1)咨询师对求助者的心理问题或具体问题有了较为全面、深刻的了解。<br>(2)咨询师弄清楚了求助者问题产生的原因、严重程度和持续时间等。<br>(3)咨询师掌握了求助者的行为、情绪、认知、个性等 |

(三)如何与求助者商定咨询目标

1. 找出求助者的主要问题

求助者最关心、最困扰、最迫切需要解决的问题就是求助者的"主要问题"。咨询师在咨询初期要想办法弄清求助者的主要问题是什么。这样做的目的主要有:

(1)有助于有针对性地商定咨询目标。

(2)有助于帮助求助者解决主要的心理问题。

2. 确定从哪个问题入手

(1)面对求助者有如学习问题、焦虑问题、失眠问题等多个问题时,咨询师要发现哪一个问题是最重要的。咨询的目标要集中在最重要的问题上。

(2)在求助者的问题之间无直接的内在联系时,咨询师需要确立问题的轻重缓急。咨询师要通过对其中一个问题的分析,来促使求助者举一反三,学会自己解决其他问题。

(3)面对有主次难易之分的问题时,咨询师可以采取以下两种方法解决:

①先解决主要的,再解决次要的。这种方法可以提高咨询效率,在解决了主要问题后,次要问题可能就迎刃而解了。

②先解决容易的、次要的,再解决困难的、主要的。这种方法难度小,双方容易见到咨询效果,可使求助者和咨询师的信心和积极性得到提高,同时也能鼓舞初学咨询者。

(4)在求助者提出的首先要解决的问题与咨询师考虑的有差距时,需要咨询双方共同交流,达成一致。

3. 双方商定咨询目标

在商定咨询目标时,需要求助者和咨询师的共同参与、共同配合。商定咨询目标的具体要求包括:

(1)在参考合适的咨询理论时,要考虑求助者的问题和需要。

(2)不但有具体的小目标,还要有立足于发展和完善的大目标。

咨询目标的商定会随着咨询的不断深入而有所改变。依据心理咨询的步骤,确认基本问题后,需要咨询双方共同参与和商定一个有效的咨询目标,并朝着这个方向努力。

如果咨询师和求助者之间的目标不一致且经过协调后仍不统一,则应以求助者的目标为主。

(四)咨询目标的整合

咨询师应该把不同的咨询目标看成从普遍、一般、远期、宏观的目标到具体、特殊、近期、微观的目标的一个连续体,因此可以把两者有机地统一起来。实现两种有典型意义的目标统一,既是心理咨询卓有成效的基础之一,也是咨询目标整合的重要内容之一。辩证处理大目标和小目标关系的准则是:从大目标着眼,从小目标着手。

将长远目标、终极目标融合在具体的目标中,可为求助者指出一个促进成长、有长远影响的方向。现代意义的心理咨询的一种境界是:将具体目标与终极目标相结合,把具体目标看成终极目标的一个环节。

(五)商定咨询目标时的注意事项

1. 求助者并不都能提供有效的咨询目标

求助者提供的目标并不都是有效目标,咨询师要注意鉴别。咨询师可以通过一系列开放式的询问,来促进求助者思考自己想要并想实现的咨询目标。具体表现在以下两个方面:

(1)由于自身问题的复杂性、隐秘性或由于个性比较内向甚至对咨询师还没能完全信任,有些求助者所提出的问题可能不是核心的。故所提的期望可能并不是咨询目标。

(2)在求助者提出某个咨询目标后,咨询师随着咨询的深入发现了求助者原先没有意识到的更深层、更本质的问题,故需要引导求助者重新确立新的咨询目标。

2. 咨询师对咨询目标存在的错误观念

(1)咨询师应保持完全中立的态度,咨询过程中不带任何自己的价值观。

(2)咨询师应给求助者灌输和传授正确的、健康的价值观。

(3)咨询师要把求助者的快乐、满足当作咨询目标。

(4)咨询师要把求助者能否适应环境作为咨询目标。

3. 不同的心理咨询流派有不同的咨询目标

(1)人本主义学派。该学派认为咨询目标是自我实现。其主要代表人物有马斯洛、罗杰斯、帕特森等。

(2)行为主义学派。该学派期望帮助求助者学习建设性的行为来改变、消除适应不良的行为。帮助求助者选择特殊的目标,将广泛的目标化成确切的目标。该学派批评了人本主义的咨询目标,认为咨询目标是特殊的、具体的、微观的、短期的,宏大的目标应该分解为更具体、可操作的小目标。

(3)精神分析学派。该学派认为咨询目标是将潜意识意识化,重组基本的人格,帮助求助者重新体验早年经验,并处理压抑的冲突,作理智的觉察。

(4)完形学派。该学派认为咨询目标是帮助求助者觉察此时此刻的经验,激励求助者承担责任,用内在的支持来对抗对外在支持的依赖。

(5)理性情绪学派。该学派认为咨询目标是消除求助者的自我失败人生观,消除不合理的情感信念,使求助者能够理性生活。

(6)交互分析学派。该学派希望帮助求助者能有创作自由和策略自由,成为自主性的人,能选择、达到他们想要成为的人,帮助求助者检验早年的决定,并能在觉察的基础上作新的决定。

(7)现实治疗学派。该学派认为咨询师应当帮助求助者学习真实和负责任的行为,发展一种成功的统整感。帮助求助者对他们的行为进行价值评估,并相应的调整自己的计划。

可见,各种心理咨询流派的咨询目标并非完全独立,有些是相容的。

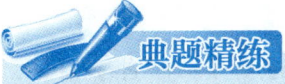

**【例5·单选题】**人本主义学派把( )作为心理咨询目标。

A. 理性思维　　　　　　　　B. 自我实现

C. 经验觉察　　　　　　　　D. 人格重组

**B**。【解析】不同的心理咨询流派有不同的咨询目标,人本主义学派把自我实现作为心理咨询目标。

## 二、商定咨询方案(掌握)

（一）划分咨询阶段

咨询阶段可以划分为诊断阶段、咨询阶段和巩固阶段。由于心理咨询本身是一个整体,是一个完整的过程,所以心理咨询各阶段所涉及的主要内容有时会有重叠。每一次咨询都是相对独立的部分,但又属于完整的咨询整体的组成部分。把每一次咨询实现一两个小目标汇聚起来,就可以实现预期的咨询目标。

扫码看总结

| 阶　段 | 内　容 |
| --- | --- |
| 诊断阶段 | 诊断阶段属于心理咨询活动的初期(第一阶段)。其主要内容包括:<br>(1)咨询关系的建立。<br>(2)相关信息的收集。<br>(3)做出明确的心理诊断等 |
| 咨询阶段 | 咨询阶段属于心理咨询活动的中期(第二阶段)。咨询阶段是心理咨询活动中最重要的实质性阶段,是心理咨询活动的核心。其步骤主要有:<br>(1)调整求助动机。<br>(2)商定咨询目标。<br>(3)商定咨询方案。<br>(4)实施方案等。<br>在此阶段,帮助求助者分析和解决问题,转变不合理的认知、情绪或行为方式,促进他们的发展和成长是咨询师的主要任务。<br>咨询师可依据专业的理论知识,针对求助者的问题,选择用探寻潜意识、矫正行力、改变认知等合适的咨询技巧和干预技术 |

(续表)

| 阶　段 | 内　容 |
| --- | --- |
| 巩固阶段 | 巩固阶段属于心理咨询活动的后期(第三阶段)。该阶段是咨询的总结和提高阶段。巩固阶段的结束包括以下两种：<br>(1)一次咨询的结束。对于一次咨询的结束，咨询师要做好此次咨询的小结和下次咨询的准备，如布置家庭作业、商定下次咨询的主题和时间。<br>(2)整个咨询过程的结束。对于整个咨询过程的结束，咨询师要做好咨询的回顾、总结，巩固咨询成果，追踪调查 |

(二)制定咨询方案

咨询方案是咨询工作中必不可少的内容之一。咨询方案相当于咨询工作中的计划，咨询师如果有明确的咨询方案会使咨询工作事半功倍。有了明确的咨询方案，咨询双方就有了明确的咨询方向和咨询目标。咨询过程按照既定的方案顺利进行，不仅满足了求助者的知情权，还方便咨询师进行操作、检查和总结经验与教训。

通常情况下，咨询方案的内容主要包括以下七个方面：

(1)咨询目标。咨询师和求助者首先要共同商定明确的有效目标。咨询目标要包括近期的具体咨询目标和远期的长远咨询目标。

(2)咨询的具体心理学方法或技术的原理和过程。咨询师和求助者在商定咨询方案时，要商定具体的心理学咨询方法和技术。咨询师应向求助者介绍的具体内容包括准备采用的心理学方法或技术的原理、过程及使用注意事项等。

(3)咨询的效果和评价手段。咨询师和求助者在商定咨询方案的过程中要明确咨询结束时预期达到的咨询目标和效果，以及对评估方法和手段能否实现目标和达到何种效果进行评估。

(4)咨询师和求助者特定的责任、权利和义务。

| 要　点 | 求助者 | 咨询师 |
| --- | --- | --- |
| 责任 | ①向咨询师提供和心理问题有关的真实资料。<br>②积极主动地和咨询师一起探索解决问题的方法。<br>③完成和咨询师商定的作业 | ①遵守职业道德。<br>②遵守国家有关的法律和法规。<br>③遵守保密原则，并说明保密例外。<br>④帮助求助者解决心理问题 |

第二章 心理咨询技能

(续表)

| 要 点 | 求助者 | 咨询师 |
|---|---|---|
| 权利 | ①了解咨询师执业资格和受训背景。<br>②了解咨询的方法、过程和原理。<br>③可提出中止咨询或转介咨询。<br>④选择或更换合适的咨询师。<br>⑤对咨询方案的内容有知情权、协商权和选择权 | ①了解和求助者心理问题有关的个人资料。<br>②选择合适的求助者。<br>③可提出中止咨询或转介咨询 |
| 义务 | ①遵守和执行商定好的咨询方案各方面的内容。<br>②尊重咨询师。<br>③遵守预约时间,如有特殊情况提前告知咨询师。<br>④遵守咨询机构的相关规定 | ①向求助者介绍自己的受训背景,出示营业执照和执业资格等相关证件。<br>②尊重求助者。<br>③遵守预约时间,如有特殊情况提前告知求助者。<br>④遵守咨询机构的有关规定。<br>⑤遵守和执行商定好的咨询方案各方面的内容 |

(5)咨询的次数和时间安排。咨询师和求助者商定的咨询次数最好是每周1~2次,每次咨询的时间大约为60分钟。时间的安排可灵活掌握,可根据双方的具体情况而定。

(6)咨询的相关费用。咨询的相关费用严格按照国家规定的收费标准执行。在咨询开始前,要明确说明咨询的相关收费标准。

(7)其他问题和有关说明。在咨询中若有特殊情况,应具体说明。一两次的咨询可以用口头商议的方式明确下来,不一定要签书面的咨询方案。

**【例6·单选题】**向咨询师提供与心理问题有关的真实资料属于(　　)。

A.求助者的愿望　　　　　　　B.求助者的权利

C.求助者的义务　　　　　　　D.求助者的责任

D。【解析】求助者的责任主要包括:(1)向咨询师提供与心理问题有关的真实资料。(2)积极主动地与咨询师一起探索解决问题的方法。(3)完成双方商定的作业。

## 🔗 链接

**【案例简述】**求助者,男性,29岁,公司职员,由于一次负责的文件出错,被领导发现后严厉批评,但是他认为自己虽然有错,但领导在同事面前训处自己是故意刁难,认为同事经常会拿此事笑话自己。此后求助者总会把文件反复看上好多遍,存在强迫检查的症状,内心十分苦恼,前来咨询。

下面是心理咨询师与求助者商定咨询方案的片段:

咨询师:经过前期的交谈,结合心理测验的结果,我已经了解了你的心理问题,现在咱们一起制定咨询方案吧?

求助者:咨询方案?我听你的安排。

咨询师:咨询方案是咨询工作中的计划安排,包括了咨询目标、咨询方法、咨询时间等内容。

求助者:我大致明白,可是我没有什么想法啊,你比较有经验,你就根据我的情况定吧,我执行就可以了。

咨询师:咨询方案可不能由我自己来制定,这需要咱们双方共同商定的,需要商量讨论后确定下来的,不可以单方提出,而且我提出的方案与你的想法可能不符合。

求助者:好吧,那我们商量吧。

咨询师:首先需要商量咨询目标,咨询目标就是你我共同要实现的目标,这个目标是属于心理学范畴的、积极的、具体或量化的、可行的、可以评估的。你考虑下想要达到什么咨询目标?

求助者:我想让领导不再针对我、刁难我。

咨询师:这个目标我帮不了你。咨询目标必须是属于心理学范畴的,比如说你的认知、情绪。

求助者:那我想控制我自己,不再反复看文件。

咨询师:你知道没有必要反复检查好多遍,但还是控制不住自己,这个目标属于心理学范畴的,我可以帮助你。可以作为第一个咨询目标。现在你看一份文件的情况如何?

求助者:我每一份文件都要翻来覆去检查好多遍,特别是要拿去签字的,我就来来回回检查几十遍才放心。

咨询师:你觉得检查多少次比较合适?

求助者:两遍吧。核对两遍有问题的话应该能检查出来了。

咨询师:只检查两遍是不是要求过高？检查五遍怎么样？

求助者:好的。

咨询师:关于情绪的改变,你的目标是什么？

求助者:我希望不再烦躁。

咨询师:咨询目标应是可以量化的,根据主观体验法,把你最烦躁的感觉作为100分,以它作为参照,你现在的感觉大致是多少分,我们根据这个参照确定目标。这是我们的第二个咨询目标。

求助者:恩,我现在的烦躁应该是85分左右,我希望能达到30分左右吧。

咨询师:好的。你还有其他的目标吗？

求助者:我暂时想不到了。

咨询师:好,那我们的咨询目标就确定下来了。我下周只有周二下午和周日下午可以安排,你什么时间过来比较方便？

求助者:那我周日下午过来吧,估计能三点钟到这里。

咨询师:恩,好的。

求助者:我们制定的目标,如果不能完成怎么办？

咨询师:我会协助你,也希望你能努力。如果中途出现特殊情况,我们可以根据具体的情况重新商定。之后的咨询将会按照今天商定的方案进行,我们共同努力一起解决你的心理问题。通过这个过程,也能促进你的心理成长,提高自我认知、解决问题的能力,有助于以后的健康生活。

求助者:我会尽力完成的。

【分析】在本案例中,咨询师与求助者共同商定咨询方案,确定了咨询目标、咨询时间等。咨询师要引导求助者在制定咨询方案中积极参与,确定出符合求助者的咨询目标,并有序执行,使咨询有了明确的方向和目标,提高了效率,促进咨询取得理想的效果。

## 第三节　个体心理咨询方案的实施

### 一、实施咨询方案的策略和框架（掌握）

咨询方案的实施可按"调动求助者的积极性→启发、引导、支持、鼓励求助者→克服阻碍咨询的因素"的思路进行。

扫码看总结

1. 调动求助者的积极性

咨询工作要想取得进展,咨询师必须充分调动求助者的积极性,鼓励求助者积极进行自我探索和改变。在咨询的初始阶段,咨询师应该向求助者明确说明心理咨询的实质、咨询取得效果的主要原因。咨询师利用心理学的理论和方法帮助求助者,促使求助者主动探索自身的问题,改变行为模式,最终实现咨询目标的过程就是心理咨询的本质。咨询取得效果的主要原因是求助者自身的积极性,求助者能积极配合咨询师,对自己的问题进行探索和改变,用学到的知识来改善自己的心理状态,促进咨询有效进行。

2. 启发、引导、支持、鼓励求助者

咨询师通过启发、引导求助者,帮助求助者认识和领悟自身的问题,同时给予求助者支持和鼓励,帮助求助者实现咨询目标。

(1) 启发、引导。在咨询过程中,启发、引导是相当重要的,是必不可少的内容。对求助者的启发、引导主要包括以下九个方面:

①启发、引导求助者与他人建立良好的人际关系。

②启发、引导求助者正确认识、领悟和解决内部冲突。

③启发、引导求助者深化自我认识,认识自己的内部世界和外部世界。

④启发、引导求助者矫正错误的认识。

⑤启发、引导求助者增加心理自由度。

⑥启发、引导求助者学会接纳现实。

⑦启发、引导求助者构建新的行为和新的行为模式。

⑧启发、引导求助者塑造良好的个性特征。

⑨启发、引导求助者掌握心理学的知识和技巧。

启发、引导不是咨询师自己动手解决,而是咨询师根据咨询目标,启发、引导求助者探讨解决自身的问题。

(2) 支持、鼓励。支持、鼓励的作用包括:

①咨询师通过支持、鼓励求助者,可激发其改变自我的内在力量。

②咨询师通过支持、鼓励求助者,可提升其解决自身问题的信心。

③咨询师通过支持、鼓励求助者,可使其向着咨询目标不断探索、实践,最终实现咨询目标。

④咨询师通过支持、鼓励求助者,使其不断受到鼓舞,可以强化其咨询动机,使其更加愿意通过咨询,解决自身的问题。

⑤咨询师通过支持、鼓励求助者,可使其具有克服困难的信心和勇气,敢于面对困难和解决困难,克服阻碍咨询顺利进行的种种不利因素,使咨询得以顺利进行。

【例7·多选题】在个体咨询方案的实施过程中,咨询师对求助者进行支持和鼓励的说法中,正确的有(　　)。

A. 支持、鼓励可以提高求助者解决自身问题的信心
B. 支持和鼓励本身就是助人的过程
C. 咨询师掌握的心理咨询技术可以起到支持、鼓励作用
D. 咨询师掌握的心理学理论可以起到支持、鼓励作用

ABCD。【解析】咨询师对求助者进行支持和鼓励,起到的作用有:(1)提升求助者解决自身问题的信心。(2)激发求助者改变自我的内在力量。(3)咨询师的支持和鼓励使求助者不断受到鼓舞,可以强化求助者的咨询动机,使求助者更加愿意通过咨询,解决自身的问题。(4)支持和鼓励本身就是助人的过程,也是助人的技巧的展现,通过支持和鼓励,求助者向着咨询目标不断探索、实践,最终实现了咨询目标。(5)通过咨询师的支持和鼓励,求助者具有了克服困难的信心和勇气,敢于面对困难、解决困难,克服阻碍咨询顺利进行的种种不利因素,使咨询得以顺利进行。咨询师所掌握的心理学理论、心理咨询的方法、技术等,都可以起到支持、鼓励的作用。

3. 克服阻碍咨询的因素

在心理咨询过程中,咨询师可能会遇到一些阻碍咨询的因素。咨询过程可能出现阻抗,求助者可能会通过故意破坏心理咨询的安排来进行自我防御。咨询一旦遇到阻抗,将会阻碍咨询的进程,影响咨询的效果,严重的将直接导致咨询失败。咨询师要以诚恳助人的态度应对阻抗,要对阻抗的原因进行诊断和分析,逐渐消除求助者的戒备心理。

【例8·多选题】实施咨询方案时,应遵循的思路包括(　　)。

A. 严格按照咨询方案实行,不得调整
B. 启发、引导、支持、鼓励求助者
C. 克服阻碍咨询进行的因素
D. 调动求助者的积极性

BCD。【解析】实施咨询方案时,应调动求助者的积极性;对求助者启发、引导、支持、鼓励;克服阻碍咨询的因素。在咨询过程中根据咨询进程适当调整咨询方案,如发现求助者新的问题等。

## 二、参与性技术（重点掌握）

（一）倾听技术

在接纳的基础上，积极、认真、关注地听，并在倾听时适度参与的过程就是倾听。

扫码看总结

| 要 点 | 内 容 |
|---|---|
| 倾听的作用 | （1）倾听是心理咨询的第一步，是咨询师咨询技能的展现，是咨询师职业理念的体现，是建立良好咨询关系的基本要求。<br>（2）倾听可以促进求助者的表达，也可以表达对求助者的尊重，同时也能使求助者在比较宽松、信任的氛围下诉说自己的问题和宣泄情绪，探索解决的方法，实现自我发展和成长 |
| 对倾听的理解 | 倾听的基础是咨询师对求助者的无条件接纳，不带有任何偏见和评判。倾听是要接纳求助者的一切，只有接纳了，才能用心倾听和真正做到倾听。<br>（1）倾听是一种认真的听。咨询师要非常认真的倾听，即使求助者陈述的内容不是自己同意或感兴趣的，甚至是自己反感的。咨询师通过倾听可掌握求助者的问题及产生原因、发展程度、个性特征，以及事情的前因后果和内在逻辑关系等。<br>（2）倾听是一种关注的听。咨询师要非常关注求助者，关注求助者的症状和情感，外在表现和内心世界，存在的问题和解决问题的动机、态度。<br>（3）倾听是一种积极的听。咨询师通过非常积极的倾听，不但能掌握求助者消极、灰暗和负性的一面，还能掌握求助者积极、光明和正性的一面。<br>（4）倾听要有适当的参与。咨询师通过言语和非言语行为给予求助者适当的鼓励性回应，这不仅可以促进咨询关系，而且可以促进求助者对咨询师的了解和咨询师对求助者的理解。<br>（5）倾听既要用耳朵听，又要用心听。咨询师倾听时不仅要听懂求助者语言和非语言行为所表达的内容，也要听出求助者没有表达出的内容或者是隐含的意思，甚至是求助者本人没有意识到的内容等。<br>（6）正确的倾听要求咨询师用机警和共情的态度深入到求助者的感受中去关注求助者的言行，关注求助者表达自己的困扰的方式，谈论自己与他人关系的方式，遇到问题的反应方式等。此外，咨询师要根据求助者在叙述时的语调变化、犹豫停顿以及伴随言语所呈现出来的表情、动作和姿势等对言语做出完整的判断 |

## 第二章 心理咨询技能

(续表)

| 要 点 | 内 容 |
| --- | --- |
| 倾听时易犯的错误 | (1)打断求助者,作道德或正确性判断。打断求助者会影响求助者的表达。但在倾听时并非说不能作评判,咨询师正确的做法是:<br>①不作或尽量少作评判。<br>②不轻易作评判。<br>③不在求助者还在叙述问题时就作评判,而是等到求助者完整地表达完某一方面的问题时再进行评价。<br>④不能只作判断而没有具体有说服力的解释。<br>(2)轻视求助者的问题。从某种意义上讲,轻视求助者的问题说明咨询师还不了解心理问题的实质和缺乏共情的特质。<br>(3)急于下结论。不进行倾听便急于下结论有很多弊端,如容易影响建立良好的咨询关系。有时,还可能会完全对求助者产生误解。<br>(4)干扰、转移求助者的话题。<br>(5)不恰当地使用咨询技巧。在缺乏咨询技巧或咨询技术掌握不够熟练时,咨询师容易出现以下失误:<br>①概述过多。<br>②询问过多。<br>③情感反应不适当。<br>咨询师并不是说得越多越好,有时点头比说话更适合。咨询师倾听时应该把握的原则有:<br>①可说可不说时,少说或不说。<br>②可问可不问时,少问或不问。<br>③求助者讲的都要倾听 |
| 适当给予鼓励性的回应 | 咨询师在咨询中为了鼓励求助者把会谈继续下去,常会用某些动作和简单的词、句子等技巧。<br>(1)点头是咨询师对求助者的话语表示关注最简便、最常用的动作。在运用点头时,不仅要适时适度,而且需要认真专注、充满兴趣并配以目光的关注。<br>(2)咨询师通常使用一些词或句子对求助者进行鼓励性的回应,如"说下去""是的""噢""确实""我明白了""你再说得更详细些"等。<br>(3)大多数情况下,常用的言语是和动作结合使用的。<br>咨询师要确保求助者的叙述是在自己的参考框架中,而不是为了迎合咨询师的兴趣 |

(二)开放式提问技术和封闭式提问技术

| 要 点 | 内 容 |
|---|---|
| 开放式提问 | 咨询师提出的问题没有预设的答案,求助者也不能简单地用一两个字或一两句话来回答,从而尽可能多地收集求助者的相关资料信息就是开放式提问。在收集资料时一般使用该技术。<br>(1)咨询师通过开放式提问可以获得所需要的一些事实资料。用不同的询问用词可导致不同的结果。<br>①可使用带有"如何"的句子询问,这通常牵扯某事件的过程、次序或情绪性的事物。如,你是如何解决这个问题的?<br>②可使用"什么原因"或"因何"等起始的句子询问,这通常可引出对事件原因的探索。如,什么原因使你做出这样的选择?<br>③可使用"能不能"或"愿不愿"等起始的句子询问,这通常可促进求助者进行自我剖析。如,你能不能说说你为什么害怕打雷?<br>(2)使用开放式提问时应注意:<br>①咨询师进行咨询时,注意把握提问的时机,提问不能仅限于某一种固定的方式,可采用多种提问方式进行提问,避免造成提问失误,甚至失去了解求助者信息的机会。<br>②咨询师是否使用开放式询问与其所接受的理论基础和对问题的理解有关。<br>③咨询师使用开放式提问,应该是在咨询双方建立良好的关系以后。没有做到这一点,就可能使求助者产生一种被窥探、被询问、被剖析的感觉,从而对心理咨询产生阻抗。咨询师在提问时要注意提问的方式和提问的语气,不能轻浮、咄咄逼人或充满指责,特别是涉及一些敏感的隐私问题时 |
| 封闭式提问 | 咨询师提出的问题带有预设的答案,求助者的回答不需要展开,从而使咨询师可以明确某些问题就是封闭式提问。在明确问题,用来澄清事实,获取重点,缩小讨论范围时可以用封闭式提问。<br>过多地使用封闭式提问会造成以下后果:<br>(1)容易使求助者陷入被动,自我表达的愿望和积极性受到压抑,甚至产生沉默而阻碍咨询的进行。<br>(2)剥夺求助者的表达机会。<br>(3)可能会花费很多时间而不能取得好的效果。<br>在咨询中,结合使用开放式提问和封闭式提问会取得更好的效果 |

(三)鼓励技术

咨询师通过语言等对求助者进行鼓励,鼓励求助者进行自我探索和改变的技术就是**鼓励技术**。鼓励技术可以用"嗯""讲下去"等词语强化求助者叙述的内容或直接重复求助者的话鼓励求助者进一步表达、探索。还可以是非常明确的语言。

鼓励技术的作用包括:

(1)促进会谈,以及求助者的表达和探索。

(2)通过对求助者所述内容的某一点、某一方面作选择性关注,引导其向某一点、某一方面作进一步深入的探索。

（四）重复技术

咨询师直接重复求助者陈述的语句，引起求助者对自己某句话的重视或注意，以明确要表达的内容就是重复技术。咨询师可以应用重复技术澄清求助者表达令人不解、与事实不符、与常理不符的内容。咨询师通过重复技术可以更加深入、准确的理解求助者，促进咨询的顺利进行。

需要注意的是，咨询师只能在求助者的表达出现了疑问、不合理和与常理不符等情况下使用重复技术。

（五）内容反应技术

咨询师将求助者陈述的主要内容通过概括、综合和整理，再用自己的话反馈给求助者，达到加强理解、促进沟通的目的方式就是内容反应技术（又称释义技术或说明）。内容反应技术的主要目的包括：

（1）通过求助者的修正，使咨询师深入、准确地理解求助者。

（2）使求助者重新剖析自己的问题，对零散的事件和关系重新组合，达到深化会谈内容的目的。

（3）帮助求助者更清晰的做出决定。

（六）情感反应技术

咨询师把求助者所陈述的有关情绪、情感的主要内容经过概括、综合和整理，用自己的话反馈给求助者，以达到加强对求助者情绪、情感的理解，促进沟通的目的的技术就是情感反应技术。

情感反应技术与内容反应技术相类似，但情感反应技术更侧重求助者的情绪反应。

情感反应针对的是求助者现在的情感，其最大的作用就是捕捉求助者瞬间的感受。

富有技巧的咨询师擅长于寻找求助者困扰中的既爱又恨、既有吸引力又有排斥力等矛盾情绪并予以突破。

观察求助者对周围环境认知的很好线索是求助者的情绪性言词。咨询师通过情绪性的言词可以了解到求助者的思想、情感。同时通过情感反应，使求助者更为清晰、深刻地认识自己。

（七）具体化技术

| 要点 | 内容 |
| --- | --- |
| 概念 | 咨询师协助求助者清楚、准确地表述他们的观点及其所用的概念、所体验到的情感和所经历的事情就是具体化技术 |
| 意义 | （1）澄清求助者所表达的模糊不清的观念和问题，把握真实情况。<br>（2）使求助者弄清自己的所思所感，促进咨询的顺利进行 |

(续表)

| 要　点 | 内　容 |
|---|---|
| 使用具体化技术的情况 | (1) 问题模糊。求助者对自身问题缺乏认识和理解，搞不清自身问题所在等。咨询师使用具体化技术可使求助者清楚自己想要表达的思想、情感和事情经过，以及自己的所思所感。<br>(2) 过分概括。咨询师过分概括（即以偏概全的思维方式）会引起求助者心理困扰。<br>(3) 概念不清。在某一概念的内涵和外延上，求助者可能因文化程度等原因而与咨询的理解不同，甚至相差甚远。此时咨询师不能主观地认为这就是求助者的问题，机械地帮助其解决，而是需要使用具体化技术澄清 |

（八）参与性概述

咨询师把求助者的言语和非言语行为包括情感等综合整理后，以提纲的方式再对求助者表达出来，相当于内容反应和情感反应的整合就是参与性概述。

在一次面谈结束前、一个阶段完成时或一般情况都可以用参与性概述。参与性概述可使求助者再一次回顾自己的所述，并使咨询面谈有一个暂停调整的机会。在认为对求助者所说的某一内容已基本清楚时，就可作一个小结性的概述。

（九）非言语行为的理解和把握

| 要　点 | 内　容 |
|---|---|
| 非言语行为的含义 | 非言语行为是对言语行为内容的补充或修正，能提供许多言语行为不能直接提供的信息，甚至有些信息是求助者想要回避、隐藏、作假的。咨询师借助于求助者的非言语行为，既可以更全面地了解求助者的心理活动，又可以更好地表达自己对求助者的支持和理解 |
| 全面观察非言语行为 | (1) 咨询师应观察求助者一连串相互配合的动作（即动作群），把求助者前后、上下的动作加以融会贯通，而不是仅凭某个具体动作就下结论，断章取义，误解求助者。<br>(2) 动作所表达的含义会因人、因时、因地、因手段的不同而不同，咨询师要把动作群放在某种情境中来了解。<br>(3) 对于求助者的非言语行为不宜马上表现出来，会造成判断失误。咨询师要做到看在眼里，记在心里，先保留看法，看看是否确实如此。<br>(4) 不要随便表露自己的看法，即使是正确的，以免给求助者带来压力和不安 |
| 言语内容和非言语内容的不一致 | 在有些情况下，一个人的非言语行为所暴露的信息会和言语表达的意义是不一致的。这时咨询师应通过抓住求助者言语和非言语的不一致，有可能会发现求助者心理问题的根源 |

## 三、影响性技术（重点掌握）

（一）面质技术

1. 概念

咨询师指出求助者身上存在的矛盾，促进求助者的探索，最终实现统一

扫码看总结

的技术就是面质技术,它也称为对质、质疑、对峙、对抗或正视现实等。

2. 求助者常见的矛盾

(1)求助者的理想和现实不一致。

(2)求助者的言行不一致。

(3)求助者和咨询师双方的意见不一致。

(4)求助者前后言语不一致。

3. 使用面质技术的目的

(1)协助求助者深入了解自己的感受、信念、行为和所处境况。

(2)激励求助者放下自己有意无意地防卫心理、掩饰心理来面对自己和现实,并由此产生富有建设性的活动。

(3)促使求助者明确自己所具有而又被自己掩盖的能力和优势,并加以利用。

(4)促进求助者实现理想自我与现实自我的一致、言语和行动的统一。

(5)给求助者树立学习、模仿面质的榜样,以便将来自己有能力去对他人或自己作面质。这是健康人生所需学习的课题,也是求助者心理成长的重要部分。

4. 使用面质技术的注意事项

(1)咨询师要避免个人发泄。

(2)咨询师要避免无情攻击求助者。

(3)咨询师要以良好咨询关系为基础。

(4)咨询师要以事实根据为前提。

(5)咨询师可用尝试性面质。

**典题精练**

【例9·单选题】面质技术是指咨询师指出求助者身上(　　),最终促成求助者的探索,最终实现统一。

A. 错误认知　　　　　　B. 存在的矛盾

C. 负性情绪　　　　　　D. 不良行为

B。【解析】面质技术是指咨询师指出求助者身上存在的矛盾,促进求助者的探索,最终实现统一。

(二)解释技术

1. 解释技术的概念

运用心理学理论来描述求助者的思想、情感和行为的原因、实质等,或对某些抽象复杂的心理现象、过程等进行解释就是解释技术。面谈技巧中最复杂的一种技术就是解释技术。

2.解释技术与内容反应技术的区别

| 要 点 | 内 容 |
|---|---|
| 内容反应技术 | (1)指咨询师提供信息、建议、反馈等。<br>(2)从求助者的参考框架来说明求助者表达的实质性内容 |
| 解释技术 | (1)属于内容表达,解释侧重于对某一问题做理论上的分析。<br>(2)在咨询师的参考框架上,运用心理学的理论和人生经验来为求助者提供一种认识自身问题以及认识自己和周围关系的新思维、新理论、新方法 |

3.使用解释技术的注意事项

(1)咨询师的水平与其理论联系实际的程度有关。

(2)咨询师要先深入了解情况,根据事实分析,准确把握真相,结合具体问题具体分析。

(3)咨询师不能把解释强加给求助者。

(4)使用解释技术时应因人而异,对于文化水平高和领悟能力强的求助者,解释可以系统些、深些、全面些。

(三)指导技术

1.指导技术的概念

咨询师直接地指示求助者做某件事、说某些话或者以某种方式行动就是指导技术。对求助者影响力最明显的一种咨询技术是指导技术。

2.不同学派采用的指导技术

(1)心理分析学派,常指导求助者通过自由联想来寻找问题的根源。

(2)行为主义学派,常指导求助者做系统脱敏法、放松训练、满灌疗法、自信训练等各种训练。

(3)理性情绪学派,主要针对求助者的各种不合理信念予以指导,用合理的观念代替不合理的观念。

(4)人本主义中的完形学派,习惯于通过角色扮演指导使求助者体验不同角色下的情感、思想和行为。

3.咨询师使用指导性技术的注意事项

(1)要非常明确自己对求助者指导的内容和效果,叙述要清楚,能让求助者真正理解指导的内容。

(2)不能以权威的身份出现,强迫求助者执行。

**【例10·单选题】** 在影响性技术中,(　　)技术对求助者的影响力最为明显。
A. 面质　　　　　　　　B. 解释
C. 释义　　　　　　　　D. 指导

D。【解析】影响性技术包括面质技术、解释技术、指导技术、情感表达技术、内容表达技术、自我开放技术、影响性概述、非言语行为的运用等。其中指导技术是对求助者影响力最明显的一种咨询技术。释义是控制会谈的方法,不属于影响性技术。

(四)情感表达技术

1. 情感表达技术的定义及其作用

咨询师将自己的情绪、情感和对求助者的情绪、情感等,告诉求助者,进而影响求助者的过程就是情感表达。

通过情感的表达,促进求助者的探索和改变,促使咨询顺利进行是情感表达技术的作用。

2. 情感表达和情感反应的区别

情感反应是咨询师将求助者的情感内容整理后进行反馈,而情感表达是咨询师表达自己及其对求助者的喜怒哀乐。咨询师做出情感表达的目的是为求助者服务的。

(五)内容表达技术

1. 内容表达技术的概念

咨询师传递信息、提出建议、提供忠告,给予保证、进行解释和反馈,以影响求助者,促使求助者实现咨询目标的技术就是内容表达技术。

2. 内容表达的形式

(1)指导、解释、自我开放、影响性概述等。

(2)反馈。通过反馈可使求助者了解自己的状况,也可从求助者的言语和非言语反应中得知自己的反馈是否正确,从而相应地做出调整。

(3)提出忠告和建议。在使用时,要注意用和缓、尊重的措辞。

**【例11·单选题】** 心理咨询过程中,各项影响性技术都是通过(　　)技术起作用。
A. 解释　　　　　　　　B. 内容反应
C. 指导　　　　　　　　D. 内容表达

D。【解析】内容表达是指咨询师传递信息、提出建议、提供忠告、给予保证、进行解释和反馈等。心理咨询过程中,各项影响技术都属于内容表达,都是通过内容表达技术起作用。

（六）自我开放技术

1. 自我开放技术的概念

咨询师提出自己的情感、思想、经验和求助者共同分享，或开放对求助者的态度、评价等，或开放与自己有关的经历、体验、情感等就是自我开放技术（又称"自我暴露"或"自我表露"）。自我开放技术是情感表达和内容表达的一种特殊结合。

2. 自我开放技术的意义

在咨询会谈中，自我开放技术非常重要，其意义主要包括：

（1）促进建立良好的咨询关系。

（2）能借助于咨询师的自我开放来实现求助者更多的自我开放。

（3）使求助者感到有人分担了自己的困扰，感受到咨询师是一个普通的人。

3. 自我开放技术的形式

（1）咨询师把自己对求助者的体验感受告诉求助者。积极、正面、赞扬性的感受为正信息，消极、反面、批评性的感受为负信息。

（2）咨询师暴露和求助者所谈内容有关的个人经验。咨询师的自我开放应始终把重点放在求助者身上。

4. 使用自我开放技术的注意事项

（1）自我开放需建立在一定的咨询关系上，有一定的会谈背景。

（2）咨询中，自我开放不应该随意、过于主动，应以求助者请求为准。

（3）在求助者提出请求时，咨询师也不一定进行自我开放。

（4）是否进行自我开放，要考虑开放后对咨询的影响。

（5）自我开放的数量应适可而止。

（七）影响性概述

影响性概述是指咨询师将自己所叙述的主题、意见等组织整理后，以简明扼要的形式表达出来。它是内容较多的内容表达。

影响性概述的内容是咨询师表达的观点，与参与性概述相比，对求助者的影响更为主动、积极和深刻。影响性概述常常和参与性概述一起使用，且可在面谈中或结束时使用。

（八）非言语行为的运用

1. 常用的非言语行为

非言语行为包括目光注视、面部表情、身体语言、空间距离、声音特质、衣着和步态等。

| 要　点 | 内　容 |
| --- | --- |
| 目光注视 | 眼睛在传递信息的所有部位中是最重要的，通过眼睛可以传达出最细微的感情。一般来说，咨询师的目光注视在求助者的面部最佳，给求助者一种舒服的和很有礼貌的感觉。咨询师要恰当地使用目光，它可以表达不同的情感和意义 |

## 第二章 心理咨询技能

(续表)

| 要　点 | 内　容 |
|---|---|
| 面部表情 | 面部表情是人的内心活动的显现,特别是情绪的外在显现,求助者的喜怒哀乐在脸上都可以被咨询者观察到。其实目光注视也是面部表情的一部分。<br>需要注意的是:在某种情况下,有些人体动作可能根本没意思,而在另一种情况下却非常有内容,但内容含义可能很不一样 |
| 身体语言 | 身体语言具有丰富的含义,不仅可以表现出求助者此时此刻的所思所想,在某种程度上,还能反映出求助者的心理状态。<br>不同的身体语言可以反映出咨询状况的某种变化 |
| 空间距离 | 在专用咨询室里,咨询师和求助者之间的距离一般以1米左右为宜。同性间的空间距离会比异性间的空间距离短;咨询师为男性时,与女性求助者的距离要比求助者为儿童、少年时的距离大。敏感、防御性强的求助者希望空间距离大些,寻求帮助、依靠的求助者希望空间距离小些等 |
| 声音特质 | 咨询师和求助者的声音变化也会对咨询有重要的影响。咨询师既要善于判断和甄别求助者声音变化所表达的含义,也要善于运用声音的效果来加强自己所表述内容的意义和情感。除此之外,咨询师还要善于利用声音停顿的效果来表示强调、询问,或者留给求助者时间进行思考 |
| 衣着和步态 | 衣着和步态也可以视为非言语交流的一部分。<br>衣服配饰能反映一个人的个性、文化修养、经济地位、审美情趣等,特别是可以体现出求助者进行咨询的某种心情。<br>通过步态可以判断求助者的情绪等 |

**2. 非言语行为在咨询中起到的作用**

(1) 加强言语。求助者可通过非言语行为为言语行为做补充,丰富言语的意义,加强言语的理解和表达等。

(2) 配合言语。求助者可用肢体动作、眼神等非言语行为配合言语,促进交流。

(3) 实现反馈。听话者通过面部表情等非言语行为对讲话者做出表示同意、理解、惊讶、不满等持续的反应,使对方感知到自己的反应。

(4) 传达情感。使用面部表情和声调等非言语形式表达自己对对方的喜欢、理解、尊重、信任的程度会更有效果。

## 四、放松训练（重点掌握）

（一）工作程序和相关知识

扫码看总结

| 要 点 | 内 容 |
|---|---|
| 放松训练的概念 | 放松训练是一种通过训练有意识地控制自身的生理、心理活动，降低唤醒水平，改善机体紊乱功能的心理咨询与治疗方法，也称为"松弛训练"。<br>对求助者来说，放松疗法是一种完全可以掌握的用于解决情绪困扰和躯体症状的方法。放松训练的优点是简单方便、易于操作并且较少受时间、地点、经费等条件限制，实用有效，还可提高求助者改善症状的速度 |
| 放松疗法的原理 | 将咨询的着眼点放在可观察的外在行为改变上是行为治疗最大的特点。<br>情绪反应包括三部分，即主观体验、生理反应、表情。放松疗法的基本假设是：如果改变生理反应，主观体验也会随着改变。放松训练就是训练求助者从紧张状态向松弛状态转变的练习过程，使求助者能随意地放松全身的肌肉，可以随时保持心情轻松的状态，从而缓解紧张、焦虑的情绪等 |
| 放松疗法的操作步骤和实施过程 | （1）由咨询师介绍放松疗法的原理。<br>（2）咨询师可通过进行示范、指导的方式，讲解要点。咨询师可根据求助者训练的情况主动控制训练的进程或重复某些放松环节。<br>（3）强化求助者的练习。每日可练习1~2次，每次约5分钟。求助者进行强化练习时，可使用呼吸放松练习法、想象放松法、肌肉放松法。其中呼吸放松法包括鼻腔呼吸、腹式呼吸两种。<br>（4）咨询师指导求助者使用放松疗法来缓解紧张焦虑的情绪 |

（二）注意事项

在使用放松训练时，咨询师要注意以下几点：

（1）求助者的首次放松训练，咨询师应给予示范，减轻求助者的焦虑，并能提供模仿的信息。

（2）咨询师可选择单独使用某一放松方法，也可联合使用多种放松方法（不宜过多，以一两种为宜）。

（3）放松疗法的关键是放松，强调身体和肌肉、精神和心理的放松。

（4）在练习放松时，求助者应集中精力，全身心地投入，避免各种干扰，通过训练真正达到放松的效果。

（5）放松的引导语有录音形式和口头形式两种，在训练开始，口头言语的使用会使求助者更容易接受和掌握。

（6）与独立性强而想象力差的求助者相比，放松疗法对想象力强、易受暗示的求助者效果更好。

(7)放松疗法可促进求助者领悟,并能在日常生活中随时随意进行放松和运用。

## 五、简易行为矫治——阳性强化法(重点掌握)

扫码看总结

(一)工作程序

1.阳性强化法的含义

阳性强化法又称为"正强化法"或"积极强化法",是建立、训练某种良好行为的治疗技术或矫正方法。其理论基础是行为主义理论。行为主义理论认为人和动物的行为是后天习得的,是行为结果被强化的结果。

2.阳性强化法的基本原理

阳性强化法的基本原理是:如果想建立或保持某种行为,可以对其行为进行阳性刺激(即奖励),通过奖励强化该行为,从而促进该行为的产生和出现的频率,行为得以产生或改变。

3.阳性强化法的操作过程

(1)明确目标行为。目标行为是指在进行行为干预前,首先要了解求助者的基本情况,清楚问题形成的原因,然后确认求助者需干预的适应不良或异常行为的主要症状表现。对于设定的目标行为的要求是:可以客观测量和分析;能够反复进行强化。目标行为不具体或缺乏评估手段和方法,将难以操作,因此,选定的目标行为越具体越好。

(2)监控目标行为。咨询师通过详细观察和记录的方式监控目标行为发生的强度、频率、持续时间和制约因素来确定目标行为的基础水平。尤其要注意目标行为的直接后果对不良行为所产生的强化作用。

(3)设计干预方案,明确阳性强化物。咨询师和求助者一起设计干预方案或塑造新的行为方案,以取得求助者的积极配合。

(4)实施强化。将行为和阳性强化物紧密结合,当求助者出现目标行为时立即给予强化,不要拖延时间,同时向求助者讲清楚被强化的具体行为、目的、意义、方法,使求助者了解干预的目标,理解所用技术、方法的目的和意义,明确自己该如何做,确立信心并主动配合。

(5)追踪评估。行为干预发展到一定程度后,应让求助者本人也掌握和使用干预方法,学会巩固干预情境下所获得的效果,并在干预程序结束之后,进一步发挥求助者的主观能动性,使求助者主动地把疗效扩展到日常生活情境中去,进行周期性的评估。

4.使用阳性强化法的注意事项

(1)若目标行为单一具体,则阳性强化法要改变的行为应该单一、具体,十分明确,保证强化物对该行为的强化。咨询师不能同时对多个目标进行阳性强化。

(2)阳性强化应该适时、适当,一般在目标行为出现时进行阳性强化,不可提前或错后。对目标行为的阳性强化的强度过大,可能造成动机过强或缺乏后期的强化;强度过小,无法达到刺激的强度,可能使阳性强化无效。

(3)随时间进程,强化物可以由物质刺激变为精神奖励,咨询师要注意当目标行为固化为习惯后,可撤销强化物。

5.阳性强化法的应用

阳性强化法使用阳性强化来调节或塑造求助者的新行为,可用于矫正神经性厌食和偏食,治疗性变态,降低焦虑,矫正成年人的不良行为以及儿童的多动、遗尿、孤独和学习困难等。

(二)相关知识

| 要 点 | 内 容 |
|---|---|
| 行为疗法基础理论 | 行为疗法是通过学习和训练矫正行为障碍的一种心理治疗方法,也称为"行为矫正疗法"或"行为治疗"。<br>行为疗法的理论基础主要有巴甫洛夫的经典条件反射理论、桑代克和斯金纳等人的操作条件反射强化学说、班都拉的模仿学习理论 |
| 行为矫正的常用方法 | (1)增强法。增强的方法包括以下两种方式:<br>①正强化(给予正性强化物,即人所喜欢的刺激)。<br>②负强化(撤销惩罚物,即人所厌恶的刺激)。<br>(2)惩罚法。惩罚的方法包括以下两种方式:<br>①一般性惩罚(包括给予罚款、批评、劳动改造等)。<br>②特殊性惩罚(包括隔离、束缚身体、厌恶疗法等)。<br>(3)消退法。对不良行为不予注意,不给予强化,使之渐趋削弱直到消失的方法就是消退法。<br>(4)代币管制法。一种利用强化原理促进更多的适应性行为出现的方法就是代币管制法。培养儿童的适应性行为可以用该方法 |
| 建立新行为的常用技术 | (1)行为塑造技术。通过强化手段,矫正人的行为,使之逐步接近某种适应性行为模式的强化治疗技术就是行为塑造技术。行为疗法最常用的技术之一是正强化,即一旦所需的行为出现,就立即给予强化。<br>使用行为塑造技术时的注意点包括:<br>①可利用的持续时间和反应类型等变量。<br>②根据观察到的资料,考虑需要塑造的最终目标行为,是否能从求助者已有的行为反应中衍生出来,如果可行,便要考虑朝向最终目标的第一步应该是什么。<br>③确定达到第一步的评估标准。<br>④使用对求助者来说最强有力的刺激物。<br>⑤改变环境条件,造成求助者有表现被期望的反应的最大可能性。<br>⑥不断地改变中间过程的行为目标,使其接近最终的行为目标。<br>⑦在行为塑造过程中,应重视使用体态、言语、手势等进行指导,来加速学习的进程。<br>(2)行为渐隐技术。通过利用明显刺激(线索)改变非适应性行为,建立新的适应性行为的方法就是行为渐隐技术。渐隐技术是先利用明显的线索,帮助形成正确的反应,然后逐渐消退这些线索,使他们达到与自然环境相同的水平,再让行为者利用这些自然线索,做出正确的反应 |

第二章 心理咨询技能

【例12·单选题】应用行为塑造技术时,应该对求助者使用( )刺激物。
A. 毫无危险的
B. 最弱的
C. 适中的
D. 最强有力的

D。【解析】应用行为塑造技术时,使用对求助者而言最强有力的刺激物。强化那些通过的行为反应,不强化那些没有通过的行为反应;使用的强化物对求助者来说,应该是最强有力的。

## 六、合理(理性)情绪疗法(重点掌握)

（一）工作程序

1. 合理情绪疗法的概念

扫码看总结

合理情绪疗法是由美国著名心理学家埃利斯创立的,也称理性情绪疗法,属于认知行为疗法,是咨询师帮助求助者解决因不合理信念产生的情绪困扰的一种心理治疗方法。

【例13·单选题】合理情绪疗法属于( )。
A. 行为疗法
B. 认知行为疗法
C. 精神分析疗法
D. 完形疗法

B。【解析】合理情绪疗法是由美国著名心理学家埃利斯创立的,属于认知行为疗法,是咨询师帮助求助者解决因不合理信念产生的情绪困扰的一种心理治疗方法。

2. 合理情绪疗法的基本原理

20世纪50年代,美国著名心理学家埃利斯创立了合理情绪疗法。他认为引起人们情绪困扰的是人们对事件的态度、看法、评价等认知内容,而不是外界发生的事件,因此要改变情绪困扰应从改变认知入手,通过改变认知来改变情绪,而不是致力于改变外界事件。合理情绪疗法的核心理论也称ABC理论,其中A指外界事件,B指人们的认知,C指情绪和行为反应。

3. 合理情绪疗法的操作过程

| 要 点 | 内 容 |
| --- | --- |
| 心理诊断阶段 | 心理诊断阶段实际上就是一个寻找求助者问题ABC的过程。该阶段的主要任务是：根据ABC理论对求助者的问题进行初步分析、诊断,通过和求助者交谈,找出其情绪困扰和行为不适的具体表现(C)及其相对应的诱发性事件(A),并初步分析两者之间的不合理信念(B)。<br>在诊断阶段,咨询师要明白求助者的问题可能不是简单地表现为一个ABC,有可能是一个问题套着其他几个问题。咨询师要把咨询的重点放在求助者目前的问题上 |

(续表)

| 要　点 | 内　容 |
|---|---|
| 领悟阶段 | 领悟阶段的主要任务是帮助求助者领悟合理情绪疗法的原理,使求助者真正理解并认识到以下几个方面:<br>(1)引起求助者情绪困扰的是其自身对事件的态度、看法、评价等认知内容,而不是外界发生的事件;引起情绪和行为后果的是信念,而不是诱发事件本身。<br>(2)要改变情绪困扰应该改变认知,通过改变认知,进而改变情绪。只有通过改变不合理信念,才能减轻或消除他们目前存在的各种症状。<br>(3)咨询师应帮助求助者明白是自己的认知引起了情绪困扰,原因出在自己身上,应对自己的情绪和行为反应负有责任。<br>该阶段的工作可分为以下两个方面:<br>(1)咨询师要进一步求助者的不合理信念。咨询师在确认不合理信念时,应注意把它同求助者对问题的表面看法区分开来。<br>(2)使求助者进一步对自己的问题和所存在的问题与自身不合理信念关系的领悟 |
| 修通阶段 | 合理情绪疗法中最主要的阶段是修通阶段。咨询师采取多种技术方法,使求助者修正或放弃原有的非理性观念,并用合理的信念替代,从而使情绪症状得以减轻或消除就是修通。<br>修通阶段常用的方法包括:<br>(1)与不合理信念辩论的方法。与不合理的信念辩论,是一种主动性和指导性都很强的认知改变技术。<br>合理情绪疗法中最常用、最具特色的方法就是辩论,苏格拉底"产婆术式"是辩论的来源,它是先让你说出自己的观点,然后通过不断的质疑和询问,引出你的观点中的谬误之处,让你主动认识到自己先前的认知中不合理的地方,同时主动加以矫正。<br>在辩论过程中,如果涉及求助者对别人或周围环境方面的不合理信念时,咨询师可采用"黄金规则"来反驳求助者对别人或周围环境的绝对化要求。黄金规则就是你希望别人怎么对你,你就怎么对别人。<br>需要注意的是,在辩论中也会产生各种阻抗,出现阻抗的原因在于咨询师和求助者两个方面。<br>(2)合理情绪想象技术。求助者的情绪困扰有时候是自己强加给自己的,比如经常向自己灌输不合理的信念、夸张地想象各种失败的情境。合理的情绪想象技术具有以下三个步骤:<br>①使求助者在想象中进入自己最受不了的情境中或是产生过的不适当的情绪反应,让他体验这种情境下的强烈的负性情绪反应。<br>②通过转变求助者不合理的信念,帮助求助者改变不适当的情绪反应并让之体验适度的情绪反应。<br>③让求助者停止想象。咨询师应及时对求助者情绪和观念的积极转变进行强化,继而巩固他的新的情绪反应。<br>(3)家庭作业。合理情绪疗法常用的方法之一是家庭作业。家庭作业是咨询师和求助者在一次咨询性辩论结束后的延伸,是让求助者与自己的不合理的信念继续进行辩论。家庭作业主要包括 RET 自助表和合理自我分析报告(RSA)两种形式。<br>① RET 自助表。完成 RET 自助表实际上就是一个求助者自己进行 ABCDE 工作的过程。其主要内容是: |

## 第二章 心理咨询技能

（续表）

| 要点 | 内容 |
| --- | --- |
| 修通阶段 | a.让求助者写出事件 A 和结果 C。<br>b.写出表中未列出的其他不合理信念或者从表中已列出的十几种常见的不合理信念中找出符合自己情况的 B。<br>c.要求求助者逐一分析 B，找出可以替代 B 的合理信念，并填在相应的栏目中。<br>d.要求求助者填写出自己所获得的新的情绪和行为 E。<br>②合理自我分析报告（RSA）。与 RET 自助表基本上类似，合理自我分析也要求求助者用报告的形式写出 ABCDE 各项，只不过它的报告的重点主要是 D 与不合理信念的辩论。<br>（4）其他方法。合理情绪疗法是一种高度认知取向的治疗方法，但也注重认知、情绪和行为三方面的整合，也会使用一些与情绪和行为相关的治疗方法和技术，如自我管理、无条件接纳求助者、"停留于此"等。<br>自我管理法是根据操作条件反射的原理，要求求助者通过自我惩罚和自我奖励的方法来改变不良行为。"停留于此"是鼓励求助者待在某个不希望的情境之中，来对抗糟糕至极的想法和逃避行为。合理情绪疗法中的行为技术还包括放松训练、系统脱敏等 |
| 再教育阶段 | 咨询师通过巩固前几个阶段的治疗效果，帮助求助者摆脱原有的不合理信念和思维方式，强化求助者新的观念，使求助者在咨询结束之后仍能用学到的合理信念、思维方式等来应对生活中遇到的问题，更好地适应现实生活是该阶段的主要任务。<br>帮助求助者提高应对焦虑性情绪反应的能力的训练方法有自信训练和放松训练；帮助求助者提高寻求问题解决的最"优"方法的能力和社会交往的能力的训练方法有问题解决训练和社交技能训练。<br>帮助求助者在认知方式、思维过程以及情绪和行为表现等方面重新建立起新的反应模式，减少以后生活中出现的情绪困扰和不良行为倾向，即重建。重建是该阶段的主要目的 |

**4.注意事项**

合理情绪法的局限性表现在：

（1）合理情绪疗法假定人有一种生物的倾向性，倾向于用不合理的思维方式进行思维，这是需要人用毕生的努力去减少或克服的。所以，对于那些有严重的情绪和行为障碍的求助者虽有可能解决情绪困扰，减少他们自我困扰的倾向性，但不会达到不再有不合理信念的程度。

（2）合理情绪疗法是一种着重认知取向的方法，对年纪较轻、智力和文化水平较高、领悟性较强的求助者更有效果。对过分偏执或领悟困难及自闭症、急性精神分裂症的人的作用有限。

（3）利用合理情绪疗法能否得到比较满意的效果，也与咨询师本身有关。咨询师要注意和自己的不合理信念进行辩论,尽量减少自己的非理性成分。

(二)相关知识

1. ABC 或 ABCDE 理论

合理情绪疗法的核心理论是 ABC 或 ABCDE 理论,它是埃利斯关于非理性思维导致情绪障碍与神经症的主要理论。强调不良行为或情绪并非由外部诱发事件本身所引起,而是由于个体对这些事件的评价和解释造成的是 ABC 或 ABCDE 理论的主要观点。埃皮克迪特斯曾认为:人不是被事情本身所困扰,而是被其对事情的看法所困扰。埃利斯常借用这句话来说明自己的观点。

在 ABC 或 ABCDE 理论中:

(1) A 代表诱发事件。

(2) B 代表个体对诱发事件所持的信念,即看法、解释、评价。

(3) C 代表个体在诱发事件后的情绪反应和行为结果。

(4) D 代表对个体的不合理信念进行辩论。

(5) E 代表咨询的效果。

2. 默兹比区分合理与不合理信念的标准

| 要 点 | 标 准 |
| --- | --- |
| 合理的信念 | (1)大都是基于一些已知的客观事实。<br>(2)能使人保护自己,努力使自己生活愉快。<br>(3)能使人更快地达到自己的目标。<br>(4)会使人不介入他人的麻烦。<br>(5)能使人阻止或很快消除情绪困扰 |
| 不合理的信念 | (1)包含更多的主观臆测成分。<br>(2)使人产生情绪困扰。<br>(3)使人难以达到现实的目标而苦恼。<br>(4)主动介入他人的麻烦。<br>(5)长时间无法消除或减轻情绪困扰,造成不适当的反应 |

3. 艾利斯的 11 类不合理信念

(1)每个人绝对要获得周围环境,特别是生活中每一位重要人物的喜爱和赞许。这个观念实际上是不可能实现的事,是个假象。因为在人的一生中,不可能得到所有人的认同,甚至是对自己很重要的人(如父母、老师等),也不可能永远对自己持一种绝对喜爱和赞许的态度。因此,如果他坚持这种信念,就可能为获得每个人的欣赏而千辛万苦,委曲求全以取悦他人;但结果必定会使他感到失望、沮丧、受挫。

(2)世界上有些人很邪恶、很可憎,所以应该给予他们严厉的谴责和惩罚。由于世上没有完人,所以也就没有绝对的区分对与错、好与坏的标准。每个人都可能会犯错误,但仅凭责备和惩罚则于事无补。人偶然犯错误是不可避免的。因此,不要因一时的错误就将他们视为"坏人",以致对他们产生极端排斥、歧视。

(3)个人是否有价值,完全取决于他是否是个全能的人,即能在人生中的每个环节和方面都能有所成就。由于世界上根本没有十全十美、永远成功的人,所以这是一个永远无法达到的目标。一个人可能在某一方面比其他人有优势,但在另一方面可能不如他人。即使他以前有过许多成功的境遇,但也无法保证在每一件事上都能成功。因此,坚持这种信的人就会为自己永远无法实现的目标而徒自伤悲。

(4)如果事情非己所愿,那将是一件可怕的事情。人不可能永远成功,在生活和事业上遇到挫折也是很自然的,如果一旦遭受挫折便感到可怕,就会导致情绪上的困扰,反而可能使事情更加恶化。

(5)不愉快的事总是由于外在环境的因素所致,不是自己所能控制和支配的,因此人也无法控制和改变自身的痛苦和困扰。实际上,外在因素对个人的影响并不像自己想象的那样可怕和严重。如果能认识到情绪困扰之中包含了自己对外在事件的评价、知觉、内部言语等因素的作用,那么就有可能控制和改变外在的力量。

(6)面对现实中的困难和自我所承担的责任是件不容易的事情,倒不如逃避它们。逃避问题虽然可以暂时缓和矛盾,但问题却始终存在而且得不到解决,时间一长,问题也便会恶化或连锁性地产生其他问题和困难,从而更加难以解决,最终会导致更为严重的情绪困扰。

(7)人必须依赖别人,尤其是那些与自己相比强而有力的人,只有这样,才能生活得好些。虽然人在生活中的某些方面要依赖于别人,但过分夸大这种依赖的必要性则可能使自我失去独立性,导致更大的依赖性,从而失去学习能力,产生不安全感。

(8)一个人应该关心他人的问题,并为他人的问题而悲伤、难过。有爱心的表现包括关心他人,富于同情。若过分投入他人的事情,就可能忽视自己的问题,并因此使自己的情绪失去平衡,最终导致没有能力去帮助别人解决问题,却使自己的问题更糟。

(9)一个人以往的经历和事件常常决定了他目前的行为,而且这种影响是永远难以改变的。已经发生的事实是无法改变的,是个人的历史。但是不能说一个人的现在和将来就是由这些事决定的。因为事实虽不可改变,但对事件的看法却是可以改变的,从而人们仍可以对自己以后的生活进行控制和改变。

(10)人们要对危险和可怕的事随时随地地加以警惕,应该十分关心并不断注意其发生的可能性。对危险和可怕的事物有一定的心理准备是正确的,但过分的忧虑则是非理性的。因为坚持这种信念只会夸大危险发生的可能性,使人不能对之加以客观评价和有效地去面对。这种杞人忧天式的观念只会使生活变得沉重和没有生气,导致整日焦虑不已,忧心忡忡。

(11)对人生中的每个问题,都应有一个唯一正确的答案;如果人找不到这个答案,就会痛苦一生。人生是一个复杂的历程,对任何问题都要寻求完美的解决办法是不可能的事。若人们坚持要寻求某种完美的答案,就会使自己感到失望、沮丧。

4.不合理信念的主要特征

（1）**绝对化要求**。人从自己的意愿出发，认为某一事物必定会发生或不会发生的信念就是绝对化要求。这种要求多为不可能实现的要求。当事实与其绝对化要求不符时，会使求助者难以接受和适应从而陷入不良情绪中。

（2）**过分概括化**。人对生活事件的概括是以偏概全的，它是个体对自己或别人不合理的评价。根据某一件事或者某几件事来评价自身或者他人的整体价值是过分概括化的典型特征。

（3）**糟糕至极**。把事物的可能后果想象、推论到非常可怕和非常糟糕，甚至是灾难性结果的一种非理性信念就是糟糕至极。

5.合理情绪疗法的目标

合理情绪疗法的人性观认为人既是理性的，也是非理性的。埃利斯等人指出合理情绪疗法可以帮助个体实现八个目标，即自我关怀、宽容、自我指导、变通性、接受不确定性、参与、敢于尝试和自我接受。这些目标也是个体心理健康的重要指标。

减少求助者各种不良的情绪体验，使他们在咨询结束后带着最少的焦虑、抑郁（自责倾向）和敌意（责他倾向）去生活，进而帮助他们拥有一个较现实、较理性、较宽容的人生哲学就是合理情绪疗法的主要目标。该目标的关键是帮助求助者改变他们生活哲学中非理性的成分，并学会现实、合理的思维方式。

合理情绪疗法的主要目标包括以下含义：

（1）针对求助者症状的改变，尽可能地减少不合理信念所造成的情绪困扰和不良行为的后果，这就是不完美目标。

（2）着眼于使求助者产生更长远、更深刻的变化。

> **链接**
>
> 【案例简述】求助者，女，35岁，某公司会计。求助者因婆媳矛盾，感到烦躁，头晕、失眠一个多月。
>
> 下面是心理咨询师与求助者之间的一段咨询对话。
>
> 咨询师：你能具体谈谈你与婆婆之间的矛盾吗？
>
> 求助者：这个矛盾我还没进门就埋下了。结婚前，她对我不满意，觉得我家是农村的，家里条件差，当时特别反对我和他儿子在一起。为这事闹了一年多，她才松口，我们才结的婚。结婚的时候，他家有一套130平方米的新房，之前我公婆住在两层的老房子。我婆婆说她想住新房，说是新房的小区绿化好、环境好，就让我们在老房子里结的婚。
>
> 咨询师：因为这些，你和婆婆出现了矛盾？
>
> 求助者：我婆婆本来就瞧不上我，当时就不同意，后来勉强同意了，心里也不认可我这个儿媳妇。要不怎么会让我去住老房子，他们去住新房。婚后我生了个女儿，

我婆婆就没帮忙带过孩子,天天和小区里的老人一起搞社区活动。

咨询师:我非常理解你现在的心情。婆婆最初对你不满意,后来把老房子给你住,不帮忙照看孩子,这使你非常生气,为此还影响到你的夫妻感情、婆媳关系,对吗?

求助者:是啊,她这分明就是看不起我,她根本就没把我当亲生女儿看待!

咨询师:你希望婆婆把你当作亲生女儿对待,那你有没有把婆婆当作是自己的母亲?

求助者:这个,好像没有,我对我母亲要好得多。

咨询师:既然希望婆婆把你当作亲生女儿,你又不能把她视为亲生母亲。如果自己做不到,又怎能要求别人一定要做到呢。

求助者:即便不能把我当作自己的亲生女儿对待,至少她该做婆婆该做的事情啊。

咨询师:你认为婆婆应该做什么呢?

求助者:最起码在这个时候能帮我照看孩子。

咨询师:婆婆必须得帮儿媳妇照看孩子吗?

求助者:没这么规定,但是大家都是这样的,人家的婆婆都给照看孩子的,我觉得这是应该做的吧。

咨询师:你婆婆对你女儿好吗?

求助者:还可以吧,经常买些衣服、奶粉等,就是不帮忙带。

咨询师:你知道还有没有婆婆没有帮忙照看孩子的情况?

求助者:有是有,但是很少。一般都是婆婆帮忙照看的,如果不方便照看就会请月嫂帮忙带。

咨询师:那她们有觉得婆婆不愿帮忙是瞧不起自己吗?

求助者:那倒没有。

咨询师:同样是婆婆没有帮忙带孩子,其他人都能接受,而你却认为是因为婆婆瞧不起你而不愿意带?

求助者:……(沉默)难道是我想错了?

咨询师:是你对这件事的看法存在问题。人们对事物都有一些自己的看法。有的是合理的,有的是不合理的,不同的想法可能会导致不同的情绪反应和行为结果。

【分析】在以上对话中,该求助者认为"婆婆应该把自己当作亲生女儿看待",违反"黄金法则"。该求助者认为"婆婆应该帮忙带孩子",该求助者的婆婆没有帮忙带孩子,这是婆婆瞧不起自己。该求助者存在的不合理信念有绝对化要求、过分概括化。

## 七、克服阻碍咨询的因素（重点掌握）

（一）识别和处理多话现象

1. 多话现象的概念

在咨询中，求助者或咨询师大量叙述和咨询没有关系的内容，从而影响咨询效果、阻碍咨询进行的现象就是多话现象。

扫码看总结

2. 多话现象的表现、原因及处理方式

| 要　点 | 内　容 |
| --- | --- |
| 对多话的判定 | （1）对求助者超出自己所希望的叙述，就感到不耐烦，视为多话。<br>（2）认为问题一目了然，原因较简单，容易处理，求助者却讲得太多，视为多话。<br>（3）不同咨询师对同一求助者是否多话可能会有不同的评价。<br>（4）判断多话应考虑是否大量、是否与咨询有直接密切的联系。求助者陈述的大量内容与咨询无关，视为多话 |
| 和咨询师有关的原因 | （1）咨询师有感而发的宣泄。<br>（2）咨询师的逻辑能力欠缺，或解释过多等。<br>（3）咨询师的与咨询无关的大量评价 |
| 和求助者有关的原因 | （1）求助者属于宣泄型。求助者急切需要一个宣泄的对象，想宣泄一时的强烈的情绪。在倾诉时，求助者往往会把自己的喜怒哀乐全部显现出来。咨询师对这类求助者要认真、关切地倾听，不可粗暴地打断，显得不耐烦或不屑一顾。<br>（2）求助者属于倾吐型。与宣泄者有些相似，该类求助者多有不快同时又缺乏倾吐的对象。该类求助者由于咨询师的耐心、热情和尊重，会使自己备受感动，把多年来积压的不满、烦恼、伤心都通通讲出来。咨询师应充分尊重他们的需要，耐心地倾听，不可粗暴地打断，显得不耐烦或不屑一顾。<br>（3）求助者属于表白型。面谈时，他们一味地谈论别人的不是。此类求助者知道自己正面临某方面的问题，但是总是没意识到自己的过错，缺乏自我认识。此时，咨询师要认真倾听，不能对其指责或评论，说话口气要缓和，不能过硬，也不能过于肯定。<br>（4）求助者属于表现型。这类求助者总是滔滔不绝地发表意见，甚至对心理咨询和心理咨询师评头论足，却很少谈论自己。他们咨询的目的往往是发表意见，进行评论。此时咨询师只需对他们进行关注，满足他们的需求即可。<br>（5）求助者属于癔症型。与表现型相似，此类求助者在讲话时表情丰富，富有感染力等，其咨询的目的主要在于寻求注意和赞赏。这类人并没有多大的心理问题，心理咨询师只需对他们进行关注，满足他们的需求即可。<br>（6）求助者属于掩饰型。这类情况需要咨询师细心观察，求助者的健谈是其内心焦虑的反映。健谈在咨询的开始并不会出现，而会出现在涉及自己的敏感话题的时候，他们会有意无意的转移或掩饰话题。此时，咨询师要营造宽松、安全的氛围，给足求助者反应的时间。 |

## 第二章 心理咨询技能

(续表)

| 要　点 | 内　容 |
|---|---|
| 和求助者有关的原因 | (7)求助者属于外向型。这类求助者性格外向,活泼健谈,好交朋友,在遇到一位比较喜欢的、注意倾听的咨询师时,更是天南海北,无所不谈。咨询师如果不能善于引导,咨询将则会形同聊天,因此咨询师要善于及时把会谈引入正题。<br>无论哪种类型的多话,咨询师均可利用内容反应技术加提出新问题的方式处理 |

### (二)识别和处理沉默现象

| 要　点 | 内　容 |
|---|---|
| 沉默现象的概念 | 当需要求助者进行自我探索而回答问题时,求助者出现了停止回答和探索的现象就是沉默现象。沉默阻碍了咨询的顺利进行 |
| 沉默的表现形式和原因 | 沉默的感觉有时来自于咨询师,但大部分的沉默是由求助者引起的。由求助者引起的沉默类型主要包括:<br>(1)怀疑型。求助者因不完全信任咨询师而不愿说出相关信息。<br>(2)茫然型。求助者因不知从何说起或不知道应该让咨询师知道什么内容等而迷茫。<br>(3)情绪型。求助者因气愤、羞愧、恐惧等复杂情绪而沉默。<br>(4)思考型。求助者因沉浸在思考探索中而沉默。<br>(5)反抗型。求助者因迫于压力而进行咨询选择用沉默对抗。<br>(6)内向型。求助者因不善言语、内向而沉默 |
| 沉默的处理 | (1)怀疑型沉默。咨询师应建立良好咨询关系和提高面谈的技巧。若求助者欲言又止、吞吞吐吐、犹豫不决,咨询师则应给予鼓励和必要的保证。<br>(2)茫然型沉默。咨询师提出的问题要简洁、通俗、易懂,通过内容反应和表达技术促进求助者的充分表达,并用心倾听,帮助其深化自我认识,明确自己的问题、原因、表现所在。<br>(3)情绪型沉默。咨询师应多使用情感反应和表达技术,通过共情,缓解情绪。<br>(4)思考型沉默。咨询师可适当等待,适当引导,但不要打断求助者的思维。<br>(5)反抗型沉默。咨询师应先辨明沉默原因,针对不同情况可有不同的处理方式。强烈反对咨询的,可终止咨询。<br>(6)内向型沉默。咨询师不可急躁、不耐烦,要以极大的热情、耐心加以引导,多用倾听技巧,多作鼓励性反应,鼓励求助者表达,并善于领会他已说的和想说的。<br>茫然型沉默、情绪型沉默、反抗型沉默也可能来自于咨询师,咨询师应通过观察、练习、思考来改进,熟能生巧 |

🔗 **链　接**

**【案例简述】**求助者，女，20岁，大三学生。求助者因期末成绩不理想，郁郁寡欢，头晕、失眠一个多月。

下面是心理咨询师与求助者之间的一段咨询对话。

咨询师：请问我能给你提供哪方面的帮助？

求助者：上个月学校的期末考试，我考得不好，看到那个成绩就感觉特别糟糕，最近越想越生气。吃不下饭，睡不好觉的，还不想搭理别人。马上又要英语六级考试了，我考了好几次都没过，感觉特别紧张、烦躁。

咨询师：你期末考试的成绩怎么样？

求助者：成绩中等吧，我复习了很久，本以为能考得很好，没想到还是和以前的水平一样，拿奖学金无望了。其他同学平时不怎么学，上课玩手机，考前突击一周，就能考得很好。而且他们随便参加个活动，就能拿个什么奖，能加很多的活动分，我什么也没有。感觉我自己实在是太蠢了，没一样做得好。

咨询师：那你是不是感觉自己复习那么久成绩不如那些平时玩的人，很不公平呢？

求助者：是有点气不过，我感觉自己已经特别努力了，上课认真听，作业也都按时做，但是还是学不好，成绩一点儿起色都没有。

咨询师：你是不是特别看重你的学习成绩？

求助者：我还挺在意的，感觉没有什么可以拿来和别人比的。从小到大，家里人都喜欢把小孩的学习拿来比来比去，谁家孩子学习好，就感觉特别骄傲。我爸妈还一直叮嘱我要好好学习，不要比人家差。我也努力了，但还是成绩不理想，我现在都不敢往家里打电话了，就怕他们问我的学习成绩。看着别人拿了那么多的奖学金，感觉自己实在是不如人家。

咨询师：你刚才说到，你一直很努力，那你在学习上有没有懈怠的时候？

求助者：……（沉默），间隔一段时间就会有一阵子。

咨询师：考试成绩会受到影响吗？

求助者：有时候还不如现在的情况好，可是我基本上是很努力的。

咨询师：你刚提到你认为自己的学习方法不恰当，所以学习效果不好，成绩不理想。如果你有比较正确的学习方法，你还会继续努力学习吗？

求助者：那我肯定会努力把成绩提上去，也做个让别人羡慕的好学生。就目前来说，我怎么努力都得不到理想的学习成绩，我自己都感觉没救了。

咨询师：找不到合适的学习方法，这是很普遍的问题，有很多同学也遇到过类似的问题。但是并不是每个同学都和你的想法一样，这是为什么呢？

求助者：……（沉默）难道是我的想法有问题？

咨询师：你觉得呢？

求助者：这个我要好好想想……

【分析】在咨询过程中，该求助者出现了两次沉默。第一次沉默是情绪型，求助者可能由于意识到自己存在不努力的情况而出现惭愧、内疚等情绪。第二次沉默是思考型，在心理咨询师提问之后，此时求助者在思考问题。

（三）识别和处理依赖现象

1. 依赖现象的概念

当咨询师引导、帮助求助者探索、解决自身问题时，求助者却依赖咨询师，企图由咨询师代替自己解决问题的现象就是依赖现象。

2. 依赖的表现、产生的原因及处理

| 要　点 | 内　容 |
| --- | --- |
| 依赖的表现 | 当求助者自己希望、等待、要求、依靠咨询师替自己解决问题时，则可能出现了依赖。依赖最基本的特征是依靠他人而不是依靠自己解决问题。<br>依赖的表现形式包括：<br>（1）不宜察觉的形式，如"您帮我分析分析，我怎么就是对婆婆不放心呢"。<br>（2）阻抗的形式，如"您让我思考没有与他人搞好人际关系的原因，可我想不出来"。<br>（3）间接的形式，如"您说我是毕业参加工作还是考研究生，这件事上该怎么办呢"。<br>（4）直接的形式，如"您直接告诉我离不离婚吧" |
| 依赖产生的原因 | （1）求助者方面：<br>①不理解心理咨询的实质，希望咨询师主动替自己解决问题。<br>②养成了依赖个性，遇事等待他人、依靠他人、要求他人，企图由他人解决自己的问题。<br>③个性懒惰，有能力自己解决问题，但不肯付出努力，等待他人现成的帮助。<br>④愿意解决自身的问题，但不愿意承受抉择的痛苦，希望咨询师替自己做出选择，把选择的痛苦转嫁到咨询师身上。<br>（2）咨询师方面：<br>①咨询师在咨询过程中可能过于主动，致使求助者产生依赖。<br>②性格急躁、缺乏耐心的咨询师因求助者性格内向或解决问题的积极性不高而主动替其解决问题。<br>③经不住求助者请求，对求助者有求必应 |

| 要 点 | 内 容 |
| --- | --- |
| 对依赖的处理 | (1)咨询师务必向求助者讲清心理咨询的性质、发生效果的机制,使求助者对心理咨询有正确的认识,对咨询效果有理性的期待。<br>(2)咨询师要及时发现、及时处理求助者的依赖,鼓励求助者自己进行探索和解决问题。<br>(3)咨询师必须坚持正确的咨询理念,以促进求助者的心理成长为咨询的总目标,以促进求助者心理能力提高,视自己探索、解决问题为己任 |

【例14·多选题】求助者对心理咨询师产生依赖的可能原因包括(　　)。
A. 求助者不理解心理咨询的实质
B. 求助者对心理咨询师产生移情
C. 求助者不愿承受抉择的痛苦
D. 求助者养成了依赖的个性特征
**ACD**。【解析】在对心理咨询师产生依赖的原因分析中,来自咨询师的原因为过于主动;来自求助者的原因为:(1)具有依赖个性。(2)不愿承担抉择的痛苦。(3)不明白心理咨询的实质。(4)个性懒惰。

(四)识别和处理移情现象

1. 移情的概念

求助者把对父母或对过去生活中某个重要人物的情感、态度与属性转移到了咨询师身上,并相应地对咨询师做出反应的过程就是移情。

2. 移情的类型和形式

(1)移情的类型包括:

①正移情。求助者通过表现出非常友好、敬仰、爱慕甚至对异性咨询师表现出情爱的成分,对咨询师十分依恋和顺从。

②负移情。在咨询情境中,求助者原有的负性情绪转移到了咨询师身上,在行动上表现出不满、拒绝、敌对、被动、抵抗、不配合等。

(2)移情的形式包括:

①直接表达。求助者采取直接的方式向咨询师表达情感。

②间接表达。求助者采取间接的方式向咨询师表达情感。

3.移情和依赖的区别

| 要 点 | 内 容 |
| --- | --- |
| 依赖 | (1)依赖主要是一种信任。<br>(2)依赖是寻求现实的帮助。<br>(3)依赖者寻求心理依靠。<br>(4)依赖者多在遇到困难时来寻求帮助。<br>(5)依赖者的对象是现实的目标 |
| 移情 | (1)移情是一种好感。<br>(2)移情是弥补过去的感情。<br>(3)移情者寻求感情依靠。<br>(4)移情者时常想见到咨询师。<br>(5)移情的对象是寻找替代物 |

4.处理移情现象

(1)咨询师要学会区别移情和依赖。

(2)如果咨询师发现求助者的移情是正移情,则应婉转地向求助者说明这是心理咨询过程中可能出现的正常现象。

(3)咨询师要有策略地、果断地、及早地处理移情,将其引导到正常的咨询关系上来。

(4)难以处理的移情,可转介别的咨询师。

(五)识别和处理阻抗现象

1.阻抗现象的概念

在心理咨询过程中,求助者以公开或隐蔽的方式否定咨询师的分析,拖延、对抗咨询师的要求,从而影响咨询的进展,甚至使咨询难以顺利进行的一种现象就是阻抗现象。阻抗表现为求助者回避某种焦虑情绪或否认某种痛苦经历。

求助者对于心理咨询过程中自我暴露与自我变化的精神防御和抵抗是阻抗的本质。

【例15·单选题】阻抗在本质上是求助者对于心理咨询过程中自我暴露与自我变化的(　　)与抵抗。

A.心理动力　　　　　　B.心理依赖

C.精神防御　　　　　　D.行为执拗

C。【解析】阻抗在本质上是求助者对于心理咨询过程中自我暴露与自我变化的精神防御和抵抗。

## 2. 阻抗的表现形式

| 形　式 | 具体表现 |
| --- | --- |
| 讲话程度上的阻抗 | (1)沉默。求助者拒绝回答或长时间的停顿。<br>(2)少言寡语。求助者使用短语、简单句或口头禅等形式回答。<br>(3)赘言。求助者讲的滔滔不绝，使咨询时间减少。<br>在以上三种形式中，沉默最为突出 |
| 讲话内容上的阻抗 | (1)理论交谈。求助者使用心理学或医学术语与咨询师进行交流。<br>(2)情绪发泄。求助者以哭、笑、闹等方式发泄情绪。<br>(3)谈论小事。求助者对无关紧要的事的讲述不止。<br>(4)假提问题。求助者提一些毫无意义的问题 |
| 讲话方式上的阻抗 | (1)心理外归因。求助者将心理冲突与矛盾的原因归于外部的作用。<br>(2)健忘。在谈论感到焦虑和精神痛苦的议题时，求助者所表现出的遗忘现象就是健忘。<br>(3)顺从。求助者绝对赞同和服从咨询师的话。<br>(4)控制话题。在会谈中，求助者一味要求咨询师讲自己感兴趣的话题。<br>(5)最终暴露。在咨询会谈的最后时刻，求助者才讲出某些重要事件，使咨询师感到措手不及，从而借以表达他对心理咨询的某种抵抗 |
| 咨询关系上的阻抗 | (1)求助者不认真履行心理咨询师的安排。<br>(2)诱惑咨询师，即求助者通过引起咨询师对其言行、着装的关注，来影响咨询工作。<br>(3)求助者通过请客、送礼等方式表达其某种自我防御需要或意图控制咨询关系 |

## 3. 阻抗产生的原因

| 原　因 | 具体表现 |
| --- | --- |
| 来自成长的痛苦 | 在咨询过程中，多数求助者都会产生某种变化：<br>(1)开始建立新行为、新观念、新思维的问题。求助者可能需要转变成一个独立自主的人，可能需要承认自己在欺骗自己。<br>(2)结束或消除旧行为的问题。求助者可能必须停止那些他很喜欢的行为，但改变这些行为会带来痛苦使其为之却步 |
| 来自功能性的行为失调 | (1)失调行为是为了满足某些心理需求，即求助者从中获益。<br>(2)失调行为是为了掩盖求助者心理需求的矛盾和冲突 |
| 来自对抗咨询或咨询师的心理动机 | (1)求助者想得到咨询师的赞同或反对意见。<br>(2)求助者想证明自己与众不同或咨询师对自己无能为力。<br>(3)求助者并无发自内心的求治 |

**【例16·多选题】**在咨询过程中,产生阻抗的原因包括( )。

A. 对抗咨询的心理动机　　B. 功能性的行为失调

C. 对抗咨询师的心理动机　　D. 成长的痛苦

**ABCD。【解析】**产生阻抗的原因包括:(1)成长的痛苦。(2)功能性的行为失调。(3)对抗咨询或咨询师的心理动机。

4.处理阻抗现象

(1)咨询师正确地进行心理诊断和分析,具体问题具体分析。

(2)咨询师通过建立良好的咨询关系解除求助者的戒备心理。

(3)咨询师使用咨询技巧突破阻抗。

(4)咨询师把阻抗信息反馈给求助者,以真诚恳切的态度帮助求助者正确地对待阻抗。

## 八、咨询效果评估(掌握)

(一)阶段小结与效果巩固

扫码看总结

| 要 点 | 内 容 |
|---|---|
| 每次咨询效果的小结 | (1)咨询师的小结包括:<br>①咨询中自己的言行是否恰当。<br>②咨询时是否准确地把握了求助者及其问题。<br>③咨询时所采取的步骤、方法等是否合理和有效。<br>④咨询中存在的阻碍因素有哪些。<br>⑤帮助求助者实现的咨询目标有哪些。<br>⑥帮助求助者获得了哪些成长。<br>(2)求助者的小结包括:<br>①是否把相关信息告诉了咨询师。<br>②是否理解和接受了咨询师的帮助。<br>③是否对自身的问题进行了探索,通过咨询在哪些方面发生了变化,通过变化自己获得哪些成长,有什么样的体验和感受。<br>④是否积极地配合咨询师。<br>⑤还没有实现的咨询目标有哪些,没有实现的原因有哪些。<br>(3)双方共同的小结包括:<br>①交流咨询的体验和感受。<br>②商议下次咨询的有关内容。<br>③已经实现的咨询目标。<br>④目前仍然存在的问题 |

(续表)

| 要　点 | 内　容 |
| --- | --- |
| 商讨下一步咨询的任务 | 咨询师和求助者在一次咨询结束后,尤其是一段时间的咨询后,应该对照咨询方案做以下工作:<br>(1)检验是否已经取得了阶段性的成效。<br>(2)探讨上一阶段咨询过程中尚未达到的目标、还未解决的问题。<br>(3)分析原因,是否咨询目标存在问题,是否遇到了阻抗,阻抗产生的表现形式及原因等,找到原因后,应采取相应的对策解决 |
| 布置家庭作业 | 咨询师把布置家庭作业视为进一步巩固和扩大咨询效果的重要措施。<br>咨询师给求助者布置的作业的形式和内容可以是多样的 |
| 正视和处理咨询中的反复现象 | 在心理咨询过程中,求助者出现反复是常见的,咨询师和求助者都应该有心理准备。<br>咨询师要分析心理咨询反复甚至倒退的具体原因 |
| 处理咨询失误 | 咨询结果一般包括以下四种类型:<br>(1)求助者存在的问题基本上没有解决,咨询目标基本没有实现,则表明咨询效果不明显。<br>(2)求助者存在的问题解决了小部分,主要问题依然存在,咨询目标大部分没有实现,则表明咨询仅有一定的效果。<br>(3)求助者存在的问题大部分解决了,咨询目标大部分实现了,则表明咨询效果较好。<br>(4)求助者存在的问题已顺利解决,咨询目标全部实现,求助者的适应能力明显提高,则表明咨询效果显著。<br>以上四种类型中,前两种情况咨询师需要特殊处理。在进行处理时,针对不同的情况,有不同的处理方法:<br>(1)问题出在咨询师身上,咨询师要搞清具体原因,必要时可进行督导,制定新的方案和咨询目标。<br>(2)问题出在求助者身上,咨询师要搞清具体原因,并采取针对性的咨询策略。<br>(3)咨询师若不能解决求助者的问题,应及时终止咨询关系,在求助者同意的情况下,将求助者进行转介等 |

## (二)咨询效果的评估

### 1.工作程序

| 要　点 | 内　容 |
| --- | --- |
| 咨询效果评估的时间点 | 咨询效果评估可以在咨询的任何时间内进行。结束前的评估是更全面、更重要的评估,是对整个咨询过程效果的评价 |

(续表)

| 要　点 | 内　容 |
| --- | --- |
| 咨询效果的评估内容 | 咨询效果的评价内容应围绕咨询目标展开,咨询效果的直接体现就是实现咨询目标 |
| 咨询效果评估的维度 | 咨询效果评估包括六个维度或指标,这些维度或指标可以单独使用,也可以综合使用。为了使结果更加准确,要尽可能多地从多个维度或指标进行评估。其具体维度包括:<br>(1)自评(求助者对咨询效果的自我评估)。<br>(2)咨询师的观察和评定。<br>(3)他评(求助者周围人士,尤其是家人、朋友和同事对求助者的评定)。<br>(4)求助者社会功能恢复的情况。<br>(5)求助者咨询前后心理测量结果的比较。<br>(6)求助者某些生理、心理症状的改善程度 |
| 咨询效果分析 | 一个完整的心理咨询过程的构成包括若干次咨询和一系列步骤。咨询师要把握好每次咨询的独立性和连续性。<br>(1)独立性。每次咨询都应该有一个相对完整的过程,形成一个相对独立的咨询单元。<br>(2)连续性。在保持每一次咨询相对独立性的同时,应具有连续性。<br>独立性和连续性的统一所带来的整体效果是集合每次咨询效果产生的累积成效 |

## 2. 相关知识

| 要　点 | 内　容 |
| --- | --- |
| 咨询效果的标准问题 | 咨询效果的评估按不同的评价标准可以有不同的结果 |
| 安慰剂作用 | 咨询效果是根据求助者对治愈的期望产生的 |
| 相互作用的复杂性 | 客观研究心理咨询效果时应做好以下工作:<br>(1)设对照组。<br>(2)随机安排。<br>(3)客观评分。<br>(4)进行随访。<br>分析制约心理咨询有效性的因素也可以从以下几个方面进行:<br>(1)一般性有效因素。一般性有效因素包括求助者的咨询动机、对咨询师的信心等。<br>(2)特殊性有效因素。特殊性有效因素是针对性的咨询所产生的效果。<br>(3)求助者自身的潜在适应能力和生长、复愈的能力。<br>心理咨询的效果可视为咨询师、求助者和咨询方法三者的函数,它们相互作用,共同影响咨询效果 |

（续表）

| 要 点 | 内 容 |
|---|---|
| 相互作用的复杂性 | 以国外学者关于有效性因素的分析为基础,结合国内的研究和实践,各种心理咨询方法有效的共同因素可归纳为:<br>(1)咨询师和求助者建立的和谐、信任的咨询关系。这是心理咨询方法最基本的共同特点。<br>(2)有一套双方都相信的理论和方法。<br>(3)求助者的强烈求治动机、积极态度,自己探索改变的信心和自觉性。<br>(4)咨询师本身的一些特征。<br>(5)促进求助者的认知改变、情绪调节、行为改善 |

**【例17·多选题】** 心理咨询的效果可视为( )的函数。
A. 咨询师　　　　　　　B. 咨询目标
C. 求助者　　　　　　　D. 咨询方法
**ACD**。【解析】心理咨询的效果可视为咨询师、求助者和咨询方法三者的函数,它们相互作用,共同影响咨询效果。

3. 注意事项
(1)在评估咨询效果时,咨询师要注意所有可能出现的情况。在咨询过程中,咨询师可以观察到求助者随着时间的推移而发生的不同性质的改变。
(2)求助者症状改善和问题的解决,也可能经由咨询以外的诸多因素而发生。在诸多因素中,自然复愈是最显然的。在评估咨询疗效时,需要动态、全面地分析各种相关因素。

（三）咨询关系的匹配和转介处理

| 要 点 | 内 容 |
|---|---|
| 选择合适的咨询对象 | 合适的求助者应具备的条件包括:<br>(1)智力正常。为保证正常的沟通交流,心理咨询要求求助者具有正常的智力水平。<br>(2)动机正确。动机对咨询效果的影响具体体现在:<br>①动机强度。求助者的求助动机对咨询结果有直接影响,咨询动机越强烈,就越容易达到咨询双方的紧密配合,就越容易取得效果。<br>②动机的方向性。<br>咨询师在咨询前应判明求助者的真实动机,如果发现求助者动机不端正,应首先设法调整他的动机或者中止咨询。<br>(3)信任度高。求助者越信任咨询师,咨询效果越好。 |

## 第二章 心理咨询技能

(续表)

| 要 点 | 内 容 |
|---|---|
| 选择合适的咨询对象 | (4)人格正常。求助者的人格正常有利于良好咨询关系的建立。人格正常是有效咨询的基础。<br>(5)匹配性好。求助者的问题特征和咨询师擅长的领域越匹配,越容易取得咨询效果。<br>(6)年龄适宜。就适宜性而言,每个年龄段都有长处和短处,有些问题更是只为某个年龄段所特有。相比其他年龄段,青年阶段的求助者更适合进行心理咨询。<br>(7)行动自觉。在咨询师的指导下,求助者与咨询师有合作的诚意,愿意充分发挥自己的主观能动性,能够按照咨询师的意见采取切实的行动,只有这样才能取得良好的咨询效果。<br>(8)内容合适。与心理有关的问题并不都属于心理咨询范围。心因性疾病、神经症、行为障碍、心身疾病等都属于心理咨询的范围,特别是与社会心理应激有关的各种适应不良、心理教育与发展、情绪调节等内容更适合心理咨询 |
| 判断求助者是否适宜自己咨询 | 有些求助者对特定的心理咨询师来说是不适宜的或者是比较不适宜的。不适宜的情况包括:<br>(1)欠缺型。由于咨询师受训的重点和擅长的内容有所不同,因而对某些类型的咨询内容很可能不懂或不擅长。<br>(2)忌讳型。有些咨询师在价值观念、情感方式上很可能对某些求助者、某些咨询内容持有一定程度的敏感、偏见和忌讳等情况就是忌讳型。这种类型对咨询效果影响很大。<br>(3)冲突型。该类型包括两种情况:<br>①在个性等方面,咨询师与求助者可能存在着某种不协调,甚至是明显的冲突。<br>②求助者对咨询师信奉的某种理论方法持不信任态度 |
| 对咨询关系不匹配的处理 | (1)咨询师需要调整咨询关系的匹配程度,主动适应求助者。<br>(2)咨询师对无法匹配的情况可选择转介 |
| 转介的注意事项 | (1)事先征求求助者的意见并向求助者说明理由。<br>(2)咨询师应向求助者说明新的咨询师的基本情况,特别是专业特长方面。<br>(3)咨询师可向新咨询师详细地说明求助者的基本情况,并向其说明自己的分析和看法,但注意不能泄露求助者的隐私。<br>(4)若有必要,原咨询师与新咨询师进行交流,但一般不得干预新咨询师的咨询活动。转介后,原咨询师不能再与求助者进行交流,避免咨询效果不理想 |

**【例18·多选题】**有些求助者对特定的心理咨询师来说是不适宜的,不适宜的情况主要包括( )。

A. 欠缺型  B. 沉默型
C. 冲突型  D. 忌讳型

**ACD**。【解析】求助者与咨询师不适宜的情况可分为三类:欠缺型、忌讳型和冲突型。欠缺型是由于咨询师受训的重点和擅长的内容和求助者咨询的问题不同。忌讳型是指有些咨询师对某些求助者、某些咨询内容持有一定程度的敏感、偏见和忌讳。冲突型咨询师与求助者可能在个性等方面存在着某种不协调,甚至存在明显的冲突。

(四)案例记录整理和保管

| 要 点 | 内 容 |
|---|---|
| 案例记录的内容 | (1)求助者的姓名、年龄、性别、民族、职业、职称、职务、文化程度、婚姻状况、联络方式等一般背景资料。<br>(2)人际关系、家庭关系、个人成长经历以及社会支持系统。<br>(3)求助的原因。<br>(4)现在的主要症状。<br>(5)求助者的情绪、兴趣爱好、个性特征、自我认识评价以及常用的应对方式。<br>(6)既往病史和家族病史。<br>(7)既往心理咨询的情况。<br>(8)心理测试结果。<br>(9)咨询师对求助者的外貌、仪表、情绪、注意水平、防御方式、语言表达和理解能力、配合程度等一般印象。<br>(10)诊断和评价意见。<br>(11)处理意见和咨询方案。<br>(12)咨询各阶段记录及其效果分析 |
| 心理咨询记录的基本要求 | 有咨询记录的咨询是一种负责任的咨询。咨询师在每次咨询之后都应认真做好详细的咨询记录,并反思咨询过程中的策略。<br>心理咨询记录可分为以下三种:<br>(1)每次的咨询记录。<br>(2)对多次咨询情况进行小结的记录。<br>(3)咨询中断或终结时的最终记录 |

## 第二章 心理咨询技能

(续表)

| 要 点 | 内 容 |
|---|---|
| 案例记录的内容 | (1)记录求助者咨询时的特征。<br>(2)简明扼要的记录咨询中的会谈内容。尽可能记录求助者当时的语气,准确反映出咨询会谈时的气氛,并用第一人称。<br>不同咨询师做咨询记录所需要的时间不同,但一般都需要15~20分钟。<br>(3)总结咨询中的印象。<br>(4)综合咨询的话题和求助者主诉的内容、问题的记录,对咨询过程中所产生的一些想法、存在的问题进行记录 |
| 阶段性小结记录 | 在经过一段时间咨询之后,咨询师应对数次咨询的经过进行详细记录。阶段性小结记录的要点包括:<br>(1)会谈内容概要。<br>(2)咨询室内外求助者的变化 |
| 咨询中断或结束时的总结记录 | 在最终总结中,咨询师要如实记录心理咨询过程中所存在的问题、失败原因等。做好咨询记录,尤其是最终的总结记录非常重要。当求助者在咨询中断或结束后再次前来咨询时,可对该求助者的历史记录有案可查 |
| 电话心理咨询记录 | 电话心理咨询和干预措施是对求助者进行心理咨询和社区精神卫生服务的一种有效形式,比较便捷实用。做好电话咨询的相关记录非常重要,因为它具有间接、随机等特殊性 |
| 案例记录的保管 | (1)案例记录应由本人或专人专柜妥善保管,不得由无关人员翻阅。咨询师要严格保存和管理案例记录。<br>(2)咨询记录可以用于科学研究,当咨询机构内容部使用、在外出开会研究或发表论文引用时,咨询人员需谨慎处理 |
| 案例记录中的保密例外 | 对求助者进行保密,要根据实际情况和最终效果准确把握其含义。例如,在求助者表现出明显的自杀企图或蓄谋伤害他人、危害社会安全时,咨询师除进行危机处理外,还应及时与有关部门和人士取得联系,进行适当的处理。<br>对求助者的保密例外,必须事先对这种例外可能造成的危害程度及其后果做出准确判断,并在此基础上考虑到如何对这种例外向求助者做出必要解释,以及在失去求助者信任后如何继续提供帮助等 |

## （五）咨询关系的结束

### 1. 工作程序

| 要　点 | 内　　容 |
|---|---|
| 确定咨询结束的时间 | 一般来说，结束咨询的时机应在咨询目标基本达到后，咨询双方均认为可以结束咨询为宜。如果预定咨询次数为十余次，一般在结束前的最后一两次便可进入结束阶段 |
| 全面回顾和总结 | 在咨询结束前，咨询师应根据咨询目标、实施情况等资料，对求助者进行一次全面的总结，帮助求助者回顾整个咨询过程的基本情况，强调咨询的要点，使求助者对自己有一个清醒的认识，能明白自己问题的前因后果，明确其今后努力的方向。此外，还可提出让求助者复述咨询中要点的要求，使求助者开动脑筋，加深理解和印象 |
| 帮助求助者运用所学的方法和经验 | "助人自助"是心理咨询的本质。求助者通过心理咨询可提高自知、自控、自我行动的能力，并能把咨询中获得的知识、方法、体验运用到日常生活中，实现知识和能力的迁移，举一反三，学会如何有效地解决所遇到的各种心理问题与人生课题，逐渐走向成熟。<br>心理咨询的最大成功是求助者能用在心理咨询中学到的新思维与行为方式独立地应对周围的环境 |
| 让求助者接受离别 | （1）提前告诉求助者结束时间，让求助者有心理准备。<br>（2）采用逐渐结束的办法。<br>（3）要鼓励求助者在现实生活中自立，提高自己解决问题的能力 |

**典题精练**

【例19·单选题】关于咨询关系的结束，正确处理方式是（　　）。

A. 求助者何时提出结束，就何时结束

B. 咨询师必须严格地按照咨询方案结束咨询

C. 咨询关系的结束应征得求助者家人的意见

D. 应该是在基本达到咨询目标后，双方都认为可以结束为宜

**D**。【解析】一般来说，结束咨询的时机应在咨询目标基本达到后，咨询双方均认为可以结束咨询为宜。

### 2. 相关知识

有效的心理咨询可划分为三个阶段，即确立咨询关系、发展和保持咨询关系、结束咨询关系。咨询关系的结束是其中的一方或双方决定停止咨询。

在心理咨询中，结束咨询关系的作用包括：

（1）激励咨询双方为实现咨询目标不断努力。

（2）意味着求助者的成长。

（3）使求助者已经改变的情绪、行为及认知方式等得以有效的保持，并应用到日常工作、生活、学习中去。

在咨询关系结束时,咨询师应遵循的原则包括:

(1)清晰地认识到自己的需要与想法。

(2)清晰地认识到求助者的需要与想法。

(3)咨询师和求助者都会体验到因咨询关系结束而引发的情感,因此咨询师此时应更加注意不是求助者的观念,而是求助者的情感,如果要想使这种结束具有积极的意义,咨询师应鼓励求助者尽可能地表达自己的体验。

(4)对自己的离别体验及其所引起的内部反应有明确的意识。

(5)对咨询经验中的主要事件加以总结,并与现状相联系。

(6)真诚地和求助者共同地体验自己对咨询经验的感受,特别是向求助者描述自己作为一个咨询师是如何学习这些特殊的咨询经验的。

(7)让求助者坚持记录自己生活中所发生的事情。

(8)对求助者已经取得的变化给予支持性鼓励。

3. 注意事项

结束咨询关系时,咨询师应注意的事项包括:

(1)要明确规定的咨询时间。每次咨询时长一般为50~60分钟,在最后5~10分钟进行小结。

(2)要重视咨询关系的结束,咨询双方都需要一定的时间为结束这种有意义的咨询关系做好准备。

(3)可使用逐渐消退法、培养求助者自己解决问题的能力这两种方法有效地结束咨询关系。

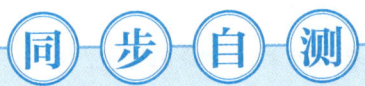

## 一、单项选择题

1. 对求助者尊重,错误的理解是(  )。
   A. 对求助者一视同仁、无歧视
   B. 信任求助者,不主动探听隐私
   C. 接纳求助者错误的价值观
   D. 对求助者的尊重是有条件的

2. (  )是热情的最好表达。
   A. 热情询问各种问题
   B. 礼貌待人、嘘寒问暖
   C. 认真、耐心、不厌其烦
   D. 不掩饰、不虚伪的评价

3. 对共情的理解,正确的是(  )。
   A. 必须与求助者有相似的或者相同的经历
   B. 咨询师以自己的价值观看待求助者的行为
   C. 表达共情需一视同仁,不能差别化对待
   D. 共情有助于与求助者建立良好的咨询关系

4. 积极关注是指心理咨询师对求助者（　　）给予关注。
   A. 有悖道德规范的行为、言语等
   B. 光明、积极、正性的行为、言语等
   C. 守旧的、激进的行为、言语等
   D. 革新的、荒诞的行为、言语等

5. 下列关于各学派咨询目标的说法中，不正确的是（　　）。
   A. 人本主义学派认为咨询目标是自我实现
   B. 行为主义学派以改变、消除求助者的不良行为为咨询目标
   C. 完形学派重在帮助求助者完善自我人格缺陷
   D. 理性情绪学派主张消除求助者的自我失败观，理性对待生活

6. 鼓励求助者将咨询过程中的收获用于日后的生活中，这是（　　）的工作内容。
   A. 初诊阶段
   B. 诊断阶段
   C. 咨询阶段
   D. 巩固阶段

7. 放松训练最大的特点是（　　）。
   A. 主观体验随着生理反应的变化而改变
   B. 关注求助者外在行为上的改变
   C. 身体、肌肉、心理、精神均需要放松
   D. 可单独使用，也可联合使用

8. 对参与性技术的理解，不正确的是（　　）。
   A. 倾听时可以用言语和非言语的方式参与
   B. 内容反映技术可以促进沟通、加强理解
   C. 参与性概述是咨询师和求助者共同讨论的过程
   D. 倾听时应给予适当的鼓励性回应

9. 当心理咨询师与求助者对咨询目标出现分歧时，则应（　　）。
   A. 以近期为主
   B. 以咨询师的目标为主
   C. 以求助者的目标为主
   D. 以长远发展为主

10. 在行为矫正的惩罚法中，特殊性惩罚包括（　　）。
    A. 代币管制
    B. 束缚身体
    C. 罚款
    D. 劳动改造

11. 合理情绪疗法中最具特色、最常用的方法是（　　）。
    A. 合理自我分析报告
    B. 与不合理信念辩论
    C. 合理情绪想象技术
    D. "停留于此"

12. 合理情绪疗法的 ABC 理论中，B 代表（　　）。
    A. 诱发事件
    B. 咨询效果
    C. 行为反应
    D. 个体信念

13. 滔滔不绝地发表意见,对他人评头论足,但很少讨论自己的求助者属于( )。
 A. 倾吐型多话 B. 宣泄型多话
 C. 表现型多话 D. 外向型多话

14. 控制话题属于( )的阻抗。
 A. 讲话程度上 B. 讲话内容上
 C. 讲话方式上 D. 咨询关系上

15. 求助者对心理咨询师信奉的某种理论方法持不信任态度,则这种不适宜的情况属于( )。
 A. 欠缺型 B. 冲突型
 C. 相斥型 D. 忌讳型

## 二、多项选择题

1. 咨询关系的建立和维护受( )的双重影响。
 A. 咨询师 B. 咨询方案
 C. 求助者 D. 咨询方法

2. 心理咨询师对求助者缺乏共情时,可能会导致的表现或后果包括( )。
 A. 求助者停止自我探索 B. 求助者丧失咨询的信心
 C. 求助者认为自己不被理解 D. 求助者感到失望

3. 在商定咨询方案时,求助者的权利包括( )。
 A. 可要求转介或中止咨询
 B. 可隐瞒或谎报自己的真实职业
 C. 可要求咨询师出示职业资格证明
 D. 可了解咨询的具体方法、原理

4. 有效的咨询目标应是( )。
 A. 多层次统一的 B. 双方接受的
 C. 可以评估的 D. 可以量化的

5. 封闭式提问一般带有预设的答案,可用于( )。
 A. 明确问题 B. 澄清事实,获取重点
 C. 缩小讨论范围 D. 有利于获得更多信息

6. ( )属于影响性技术。
 A. 自我开放技术 B. 情感反应技术
 C. 具体化技术 D. 内容表达技术

7. 咨询师在使用面质技术时,下列做法中错误的是( )。
 A. 以锋利的语言打击求助者 B. 在求助者情绪激动时使用面质
 C. 直接揭穿使求助者陷入恐慌情绪 D. 夹带个人情绪进行指责、评价等

8. 在合理情绪疗法中的领悟阶段,求助者需在咨询师的帮助下认识到( )。
   A. 是信念引起了情绪及行为后果  B. 是事件引起了情绪及行为后果
   C. 可通过改变认知改善情绪困扰  D. 可通过改变事件改善情绪困扰

9. ( )是造成阻抗的原因。
   A. 功能性的行为失调  B. 学历水平较低
   C. 成长的痛苦  D. 无求治动机

10. 当咨询关系不匹配时,( )。
    A. 咨询师应配合求助者  B. 求助者应配合咨询师
    C. 咨询师可考虑转介  D. 咨询关系中断或终止

## 答案详解

### 一、单项选择题

1. D。【解析】在心理咨询时,咨询师应无条件接纳求助者,包括错误的价值观。心理咨询师对求助者的尊重也表明咨询师与求助者之间是平等的,对求助者一视同仁,无歧视。应对求助者主动诉说的秘密及隐私严格保密,不主动探问求助者的秘密、隐私。

2. C。【解析】咨询中认真、耐心、不厌其烦是热情的最好表达。

3. D。【解析】共情不是以与求助者有相同或相似的经历为基础的,共情是设身处地理解求助者及其问题;应以求助者的视角看待问题;表达共情应根据求助者的情况而定,不能一视同仁。共情有利于咨询师理解求助者的内心体验,有助于良好咨询关系的建立。

4. B。【解析】积极关注是关注求助者言语和行为的光明、积极、正性的方面,辩证、客观地看待求助者。

5. C。【解析】完形学派引导求助者觉察此时此刻的经验,激励他们承担责任,以内在支持来对抗外在支持的依赖。

6. D。【解析】巩固阶段是心理咨询的总结、提高阶段。在这一阶段心理咨询师应总结咨询过程,巩固咨询效果,鼓励求助者将咨询过程中的体验用于日后的生活中。

7. B。【解析】将咨询的着眼点放在可观察的外在行为改变上是放松训练的最大特点。主观体验随着生理反应的变化而改变是放松训练的基本假设。

8. C。【解析】参与性概述是咨询师对一次面谈或者某个阶段的总结性概述,将求助者的言语和非语言行为整理后,反馈给求助者。

9. C。【解析】在咨询过程中,如果双方的咨询目标不一致时,经双方讨论后仍不能统一,则以求助者的目标为主。随着咨询的深入,再根据进展情况逐渐调整目标。

10. B。【解析】行为矫正的方法有增强法、消退法、代币管制法和惩罚法。劳动改造、批评、罚款是一般性惩罚,隔离、厌恶疗法、束缚身体是特殊性惩罚。

11. B。【解析】"产婆术式"的辩论技术(即不合理信念辩论)是合理情绪疗法中最常用、最具特色的方法。

12. D。【解析】ABC理论中,A代表诱发事件,B代表个体对这一事件的看法、解释及评价,即信念,C代表个体在这一事件后的情绪反应和行为结果。

13. C。【解析】表现型多话的求助者总是滔滔不绝地发表意见,乃至对心理咨询及心理咨询师评头论足,但很少谈论自己,即使谈论自己也是讲些自己的特长没有得到欣赏或重用等方面。他们喜欢表现自己,并不在意咨询师说什么,其咨询的目的往往是发表意见,进行评论。

14. C。【解析】讲话程度上的阻抗有沉默、少言寡语、赘言;讲话内容上的阻抗有理论交谈、情绪发泄、谈论小事、假提问题;讲话方式上的阻抗有心理外归因、健忘、顺从、控制话题、最终暴露;咨询关系上的阻抗有不认真履行心理咨询的安排、诱惑咨询师及请客、送礼。

15. B。【解析】求助者与心理咨询师不相适宜的情况分为三类:欠缺型、冲突型、忌讳型。咨询师与求助者可能在个性等方面存在着某种不协调,甚至存在明显的冲突;有些求助者对咨询师信奉的某种理论方法持不信任态度。这两种情况均属于冲突型。

二、多项选择题

1. AC。【解析】心理咨询师和求助者是咨询关系中的两大主体,咨询师的咨询理念、个性特征、咨询态度等因素均会对咨询关系造成影响,而求助者的咨询动机、行为方式、自我觉察的能力等因素也会影响咨询关系。

2. ABCD。【解析】缺乏共情求助者可能会感到不被理解、感到失望,可能会停止自我表达,丧失咨询的信心等。

3. ACD。【解析】在商定咨询方案时,求助者的权利包括:(1)了解咨询师的受训背景和执业资格。(2)了解咨询的具体方法、过程和原理。(3)选择或更换合适的咨询师。(4)提出转介或中止咨询。(5)对咨询方案的内容有知情权、协商权和选择权。

4. ABCD。【解析】属于心理学范畴、具体或量化的、可行的、积极的、可评估的、多层次统一的、双方接受的均是有效的咨询目标的特征。

5. ABC。【解析】开放式提问没有预设的答案,有利于获取求助者更多的相关资料。封闭式提问一般在明确问题时使用,用来澄清事实,获取重点,缩小讨论范围。

6. AD。【解析】影响性技术有:面质技术、指导技术、情感表达技术、自我开放技术、解释技术、内容表达技术、影响性概述及非言语行为的运用。情感反应技术和具体化技术属于参与性技术。

7. ABCD。【解析】面质技术是咨询师指出求助者身上存在的矛盾,促进求助者的探索,最终实现统一。在使用面质技术时,应避免无情攻击、避免个人发泄。在求助者情绪激动时,不可使用面质技术,同时应避免求助者处于难堪、恐慌等不良情绪反应。

8. AC。【解析】在领悟阶段,求助者需要理解导致其情绪及行为后果的是信念而不是诱发事件,要想解除情绪困扰应从改变认知着手,他们应对自己的情绪和行为反应负责。

9. ACD。【解析】功能性的行为失调、成长的痛苦、对抗咨询或者对抗咨询师的心理动机都是产生阻抗的原因。

10. AC。【解析】咨询师意识到咨询关系存在不匹配的情况时,需主动调整咨询关系的匹配程度,适应求助者,无法实现匹配时可考虑转介。

# 第三章　心理测验技能

- 心理测验技能
  - 智力测验
    - 智力结构理论
      - 二因素论
      - 群因素论
      - 三维结构理论
      - 流体智力与晶体智力理论
      - 认知成分理论
    - 韦氏成人智力测验（WAIS-RC）
      - 农村方式
      - 城市方式
    - 联合型瑞文测验（CRT）
    - 中国比内测验
  - 人格测验
    - 自陈量表
      - 逻辑分析法
      - 经验效标法
      - 因素分析法
      - 综合法
    - 明尼苏达多相人格测验（MMPI）
      - 临床量表
      - 效度量表
    - 卡氏16种人格因素测验（16PF）
      - 特质是人格基本结构的单元
      - 个性结构分为根源特质和表面特质
    - 艾森克人格问卷（EPQ）
      - 成人问卷
      - 幼年问卷
  - 心理与行为问题评估
    - 90项症状清单（SCL-90）
    - 抑郁自评量表（SDS）
    - 焦虑自评量表（SAS）
  - 应激及相关问题评估
    - 生活事件量表（LES）
    - 社会支持评定量表（SSRS）
      - 主观支持4条
      - 客观支持3条
      - 对社会支持的利用度3条
    - 应对方式问卷（CSQ）

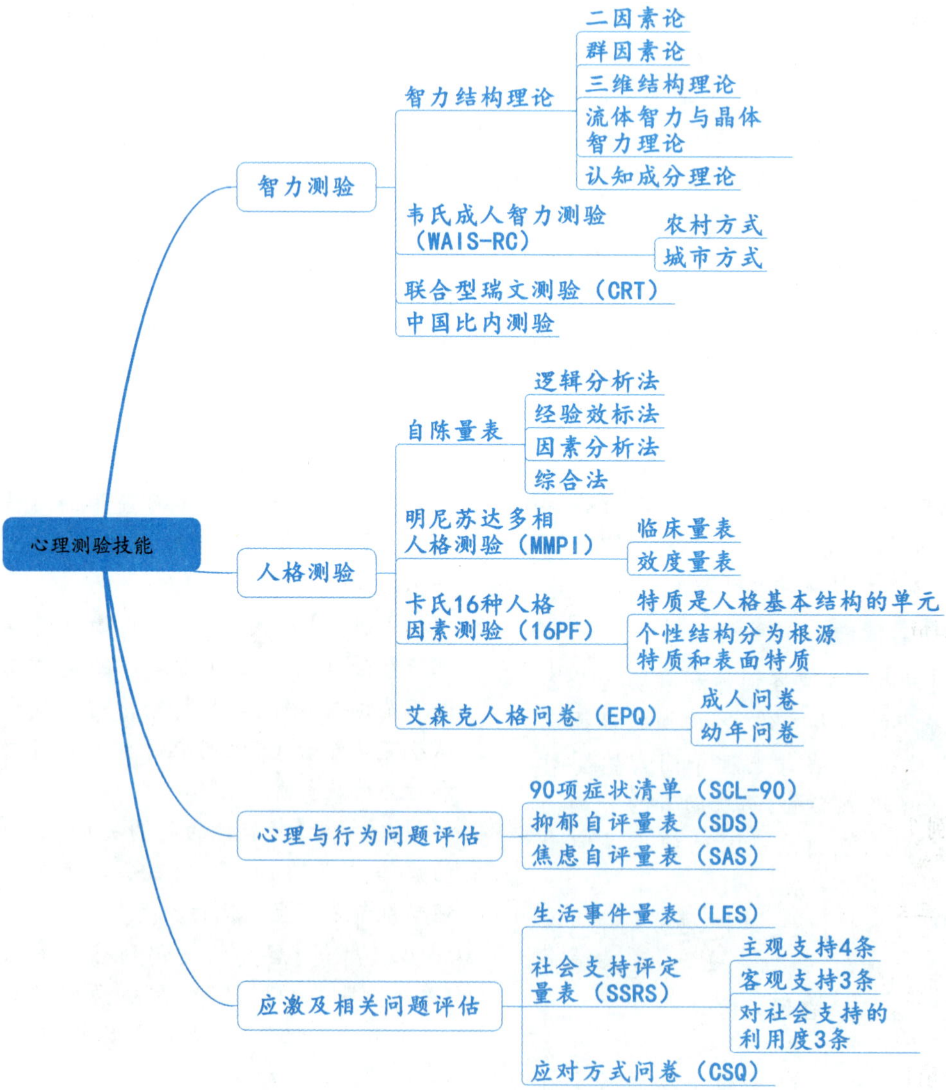

# 第一节 智力测验

## 一、智力结构理论（识记）

| 代表人物 | 结构理论 | 内　容 |
|---|---|---|
| 斯皮尔曼 | 二因素论 | 斯皮尔曼第一个提出了智力结构理论。<br>(1) G 因素，又称普通因素，指所有智力活动中蕴含的共同因素。<br>(2) S 因素，又称特殊因素，代表人的某一方面的特殊才能。具体包括口头能力、算术能力、机械能力、注意力、想象力和智力速度六种因素 |
| 瑟斯顿 | 群因素论 | 智力包含语词理解能力、推理能力、言语流畅性、数字计算能力、机械记忆能力、空间知觉能力、知觉速度等七种主要的心理能力 |
| 吉尔福特 | 三维结构理论 | 该理论从内容、操作和产品三个维度考虑智力结构。<br>(1) 智力活动内容，包括图形、语义、符号和行为因素。<br>(2) 解决问题的心理过程称为操作，包括认知、记忆、发散思维、聚敛思维和评价因素。<br>(3) 心智活动的产物称为产品，包括单元、类别、系统、关系、转换和蕴涵因素 |
| 卡特尔 | 流体智力与晶体智力理论 | (1) 与神经生理结构和功能有关的潜在智力称为流体智力。<br>(2) 受文化背景影响很大的，与知识经验的积累有关，是流体智力运用在不同文化环境中的产物，后天获得的智力称为晶体智力 |
| 斯坦伯格 | 认知成分理论 | (1) 对物体或符号的内部表征进行操作的基本信息加工过程称为成分。<br>(2) "成分"组成了智力结构 |

**【例1·单选题】**斯皮尔曼的智力结构理论是（　　）。
　　A. 群因素论　　　　　　　　B. 二因素论
　　C. 三维结构理论　　　　　　D. 认知成分理论
　　**B**。【解析】英国心理学家斯皮尔曼创立了智力的二因素论，主张智力主要是一种普遍而概括的能力。瑟斯顿创立了群因素论，主张智力是由一群彼此无关的原始能力构成的。吉尔福特创立了三维结构理论，主张智力结构应从内容、操作和产品去考虑。斯坦伯格创立了认知成分理论，主张智力结构由"成分"构成。

## 二、韦氏成人智力测验(WAIS-RC)(重点掌握)

扫码看总结

(一)工作程序

1. 测验的实施

(1)韦氏成人智力测验的材料包括:

①词汇卡一张。

②手册一本。

③数字符号记分键一张。

④记录表格一份。

⑤图片排列测验图卡一本。

⑥图形拼凑碎片摆放位置卡一张。

⑦图形拼凑碎片四盒。

⑧填图测验图卡和木块图测验图案,共一本。

⑨红白两色立方体一盒。

(2)韦氏成人智力测验。韦氏成人智力测验有农村和城市两种方式。其适用于年龄在16岁以上的受测者。根据受测者的长期生活、学习或工作是在城市还是农村选用对应的量表。

(3)韦氏成人智力测验的施测步骤为:

①记录受测者的一般情况、施测时间、地点和主测者。

②根据测验标准程序进行测验。对于成人先言语测验后操作测验,如有特殊情况,可进行适时调整。

③测验一次完成,若受测者动作缓慢或者易疲劳,可分次完成。

2. 测验具体实施办法及分测验的功能

| 类型 | 分测验 | 实施办法 | 主要功能 |
|---|---|---|---|
| 言语测验 | 知识 | 共29题,共用几句话或几个数字回答,从第5题开始,连续5题失败停止,若第5、6题均失败则返回做1~4题。题目是由易到难排列的 | 测量人的知识广度、接受能力、记忆能力、学习能力、认识日常事务的能力 |
| | 领悟 | 共14题,回答在某一情景下最佳的生活方式和解释日常成语,或说明某一事件的原因,从第3题开始,连续4题失败则停止,若3、4题或5题中任何一项失败,则返回做1、2题。题目是由易到难排列的 | 测量判断能力、运用实际知识解决新问题的能力以及一般知识 |
| | 算术 | 共14题,不得使用纸和笔,只能用心算来解答,一般从第3题开始,连续4道题失败则停止,若3、4题均得0分,则返回进行第1、2题 | 测量计算推理能力、主动注意能力 |

## 第三章 心理测验技能

（续表）

| 类型 | 分测验 | 实施办法 | 主要功能 |
| --- | --- | --- | --- |
| 言语测验 | 相似性 | 共13对名词，指出两个名词的相似之处，从第1项开始，连续4题失败则停止 | 测量抽象思维能力、逻辑思维能力、概括能力 |
| 言语测验 | 数字广度 | 顺背，最多由12位数字组成；倒背，最多由10位数字组成，每个部分均由易到难排列，任何一项一试背得正确则继续下项，若错误，进行同项二试，若两试均错误，终止 | 测量人的注意力和短时记忆力 |
| | 词汇 | 共40个词汇，解释词汇的含义。言语能力较差的，从第1题开始，一般受测者从第4题开始，若第4~8个词内有一个得0分，则返回测第1~3个词；若连续5个词失败则停止 | 测量人的言语理解能力，与抽象概括能力有关。在一定程度上反映受测者的知识范围和文化背景 |
| 操作测验 | 图片排列 | 共8组，将随机排列的图片在规定时间内排列成一个有意义的故事，第2项失败后停止 | 测量受测者的分析综合能力、社会计划性、预期力、观察因果关系的能力和幽默感 |
| | 木块图 | 共10题，用指定数量的积木摆出卡片上显示的图形，连续3项失败后停止，图案1或图案2两次试验均失败才算失败 | 测量辨认空间关系的能力、视觉结构的分析和综合能力，以及视觉—运动协调能力等 |
| | 图形拼凑 | 共4套，将零乱的拼板拼出一个完整的图形 | 测量处理局部与整体关系的能力、概括思维能力、知觉组织能力及辨别力 |
| | 数字符号 | 共9对数字符号，90s内按指定的对应法则填上相对应的符号 | 测量一般的灵活性、学习能力、动机强度、知觉辨别能力 |
| | 图画填充 | 共21张，20s内找出卡片上图画缺失的位置及名称 | 测量人的视觉辨认能力，以及视觉理解与视觉记忆能力 |

**【例2·多选题】**龚耀先修订的 WAIS – RC 的言语部分有代表性的分测验是（　　）。

A. 相似性　　　　　　　B. 词汇
C. 领悟　　　　　　　　D. 知识

**ABCD**。【解析】韦氏成人智力测验（WAIS – RC）包括 11 个分测验，其中言语部分包括知识、词汇、领悟、相似性、数字广度、算术。操作部分包括图形拼凑、图片排列、木块图、图画填充、数字符号。

3. 测验的记分

（1）原始分的获得：

①分测验中的题目均是**从易到难**排列。

②有时限的项目，如算术、图片排列、数字符号、图画填充、物体拼凑、木块图案，按照反应的速度和正确性计分，如果提前完成可给奖励分，但超过限定时间记为 0 分。

③不限时的项目，如领悟、词汇测验、相似性，根据答题质量记 0、1、2 分；知识测验，项目通过记 1 分，否则记 0 分。

④测验的原始分是分测验中的各项目得分之和。当缺少某个分测验时，需计算加权分。

（2）原始分的转换：

①参照手册上相应用表，将分测验的原始分转化成平均数为 10，标准差为 3 的量表分。

②全量表分（FS）＝言语量表分（VS）＋操作量表分（PS），同时可换算为总智商（FIQ）、言语智商（VIQ）和操作智商（PIQ）。

**【例3·多选题】**关于韦氏成人智力测验（WAIS – RC）的记分，以下说法中正确的包括（　　）。

A. 所有项目均按 0、1、2 记分
B. 有的项目按 0、1 记分，有的按 0、1、2 记分
C. 对于有时限的项目来说，超过规定时间的即使通过也记 0 分
D. 有时间限制的项目以反应速度和正确性记分

**BCD**。【解析】韦氏成人智力测验（WAIS – RC）中，知识测验通过时记 1 分，未通过记 0 分；领悟、相似性和词汇测验可按照回答的质量记 0、1 或 2 分；对于有时间限制的项目，算术、数字符号、图画填充、木块图案、图片排列和物体拼凑等项目有时间限制，以反应速度和正确性作为评价的依据，超过规定时间，通过也记 0 分。

4. 结果解释

| 智力等级 | IQ 的范围 | 人群中的理论分布比率(%) |
| --- | --- | --- |
| 极超常 | ≥130 | 2.2 |
| 超常 | 120~129 | 6.7 |
| 高于平常 | 110~119 | 16.1 |
| 平常 | 90~109 | 50.0 |
| 低于平常 | 80~89 | 16.1 |
| 边界 | 70~79 | 6.7 |
| 智力缺陷 | ≤69 | 2.2 |

(二)相关知识

1. 关于韦氏智力测验

(1)韦氏智力量表是国际通用的智力测验量表,使用广泛,是美国心理学家韦克斯勒所编制的。

(2)韦氏智力量表的发展:

①1974 年韦氏儿童智力量表修订本(WISC-R)出版。

②1981 年韦氏成人智力量表修订本(WAIS-R)出版。

③1989 年韦氏学龄前及幼儿智力量表修订本(WPPSI-R)出版。

④1991 年和 2003 年韦氏儿童智力量表第三版(WISC-Ⅲ)、第四版(WISC-Ⅳ)出版。

⑤1997 年和 2008 年韦氏成人智力量表第三版(WAIS-Ⅲ)、第四版(WAIS-Ⅳ)出版。

⑥2002 年韦氏学龄前及幼儿智力量表第三版(WPPSI-Ⅲ)出版。

(3)韦氏智力量表主要指 WAIS、WISC、WPPSI。

(4)中国修订韦氏成人智力量表是由龚耀先主持完成的,分为城市和农村两个版本。

2. 评价

(1)韦氏智力量表的优点如下:

①采用离差智商代替比率智商,解决了计算成人智商的困难和长期人们对智商变异的困惑。

②结构复杂,分为言语分测验和操作分测验,计算结果能够反映出一个人智力的全貌以及测量各种智力因素。

③应用广泛。

(2)韦氏智力量表的缺点如下:

①施测程序费时复杂。

②测验起点偏难,个别分测验对低智力者不适用。

③测量量表的三个表衔接较差。

(3)韦氏智力量表的简式版本如下:

①二合一,估计智商最理想的二合一简式组合是词汇和木块图案。

②四合一,该简式组合通常选用词汇、算术、图片排列和木块图案四个分测验。

③二合一至六合一,龚耀先版本:言语部分包括知识、相似性、词汇;操作部分包括图画填充、木块图案、图片排列。这六个分测验可组合成各种形式的二合一至六合一简式。

(三)注意事项

在进行韦氏智力测验时,需要注意的事项包括:

(1)主测者应经过专业训练。

(2)主测者应经常阅读指导语。

(3)修订韦氏量表时,严格按标准程序执行。

(4)主测者要争取受测者的配合,尽量使他们保持对测验的兴趣。

(5)为方便与受测者建立良好协调关系,应选择恰当的测验时间。

(6)对于有些无时限的项目,一般 10~15 秒可回答,不能任意延长。

(7)记录受测者的回答原话,并将分数记录在该项目后面。

(8)测验前做好准备工作,使测验过程有序进行,受测者操作自由等。

## 三、联合型瑞文测验(CRT)(重点掌握)

扫码看总结

(一)工作程序

1. 测验的实施

(1)联合型瑞文测验是非文字智力测验。

该测验是由渐进矩阵测验的标准型与彩色型联合而成。

测验材料是一本测验图册,包括 72 幅图案和 72 个测题,分 6 单元,每单元 12 题,前 3 单元为彩色图案,后 3 单元为黑白图案。

(2)联合型瑞文测验的适用范围包括:

①受测者的年龄需在 5~75 岁。

②可用于有言语障碍的智力测量。

③适应不同民族、不同语种。

(3)联合型瑞文测验的施测步骤有:

①发放记录纸,要求受测者填好姓名、年龄、出生日期、性别等,然后发放测验图册。

②主测者以例题做示范,确保受测者了解测验规则。

(4)在实施联合型瑞文测验时的具体要求包括:

①团体测验对象范围是一般正常的三年级以上的儿童与 65 岁以下成人,对幼儿、智力低下者和不能自行书写的老年人则可个别施测。

②本测验限在 40 分钟内交卷,20 分钟和 30 分钟时各报时一次。

③幼儿及弱智者在个别测验中,进行到 C、D、E 三单元时,每单元若连续 3 题不通过,则可终止测验,未测项目都按不通过计分。

**典题精练**

【例4·多选题】联合型瑞文测验(CRT)施测的具体要求是( )。

A. 智力低下者可个别施测

B. 所有受测者均可团体施测

C. 不能自行书写的老年人可个别施测

D. 正常三年级以上的儿童可团体施测

**ACD**。【解析】联合型瑞文智力测验(CRT)适用于5~75岁的人群,正常的三年级以上的儿童和65岁以下成人均可团体测验,对幼儿、智力低下者和不能自行书写的老年人可个别施测。

【例5·单选题】联合型瑞文测验的受测者的年龄适用范围是( )。

A. 2~18岁　　　　　　　　　B. 5~75岁

C. 14岁以上　　　　　　　　D. 16岁以上

**B**。【解析】联合型瑞文测验(CRT)的适用范围是5~75岁以内的幼儿、儿童、成年、老年人。幼儿及智力低下者和不能自行书写的老年人宜个别施测。

2. 测验的记分

(1) 原始分的获得。本测验的题目均是答对记1分,答错记0分。测验总分就是原始分。

(2) 原始分的转换:

①将原始分转化为百分等级。

②将百分等级转化为IQ分数。

3. 结果解释

联合型瑞文测验采用离差智商的计算法,其应测题形式不同于韦氏智力量表,智商的分级标准也不同于韦氏智商。

| 类　别 | IQ | 理论分布 |
|---|---|---|
| 极优 | ≥130 | 2.2 |
| 优秀 | 120~129 | 6.7 |
| 中上(聪明) | 110~119 | 16.1 |
| 中等(一般) | 90~109 | 50 |
| 中下(迟钝) | 80~89 | 16.1 |
| 边缘 | 70~79 | 6.7 |

(续表)

| 类别 | | IQ | 理论分布 |
|---|---|---|---|
| 弱智 | 轻度 | 55~69 | 2.2 |
| | 中度 | 40~54 | |
| | 重度 | 25~39 | |
| | 极重 | ≤24 | |

(二)相关知识

1. 关于瑞文测验

(1)瑞文测验是英国心理学家瑞文于1938年设计的,是一种非文字智力测验,也被称为瑞文渐进测验(Raven's Progressive Matrices)。该测验的基础是智力二因素理论,测量的是G因素中的推断性能力。

(2)瑞文测验包括标准型、彩色型、高级渐进方阵三套测验。

①标准型:适用于6岁至成人。

②彩色型:适用于5岁半至11岁半的儿童及智力低下的成人。

③高级型:对在标准型测验上得分高于55分的受测者进行更精细的区分评价。

(3)1986年,张厚粲主持修订了瑞文测验的标准型。1989年李丹和王栋等完成了彩色型和标准型合并本联合型瑞文测验中国修订版的成人、城市和农村儿童三个常模的制定工作。

2. 理论基础

瑞文认为人的认知能力存在再生性能力和推断性能力,这两种能力既对立又有内在的联系。

(1)个体当前所具备的回忆已获得信息并进行言语交流的能力就是再生性能力。

(2)个体做出理性判断的能力就是推断性能力。

(三)注意事项

在进行联合型瑞文测验时,需要注意的事项包括:

(1)团体施测要合理安排位置,防止相互抄袭或交谈。

(2)要求受测者不要直接在图册上留痕迹。

(3)主测者逐字照读指导语,对受测者提问可以重复指导语,但不能擅自补充、更改。

(4)团体施测对象若超过30人,应另外增加主测者助理1至2人。注意每次施测团体不应超过50人。

(5)主测者与主测者助理在受测者进行前5题时,应进行巡视,对不能理解解题方式或前5题不能正确回答者,单独重复指导语。

## 四、中国比内测验（重点掌握）

（一）工作程序

1.测验的实施

扫码看总结

| 要点 | 内容 |
|---|---|
| 测验材料 | 一共包括51个从易到难排列的试题。具体材料如下：<br>(1)两个1寸半×2寸半的长方形卡纸片,将其中一个剪成两个三角形。<br>(2)黑或灰色纽扣13个。<br>(3)三张分别写上桌子、饼、老鼠、汽车、工人、河、妈妈、老师、我的卡片。<br>(4)每人一张3寸见方白纸。<br>(5)五张分别写上爱、残暴、光荣、狡猾、隆重的卡片。<br>(6)小草稿纸若干张。<br>(7)铅笔两支。<br>(8)剪刀一把。<br>(9)橡皮一块。<br>(10)记录纸每人一份。<br>(11)跑表或秒针表一只 |
| 适用范围 | 农村和城市受测者共用一套试题,适用年龄在2～18岁之间 |
| 施测步骤 | (1)主测者让受测者或替受测者填明记录纸上的简历,并签上自己的姓名。<br>(2)根据受测者的年龄,从测试指导书的附表中查到开始的试题,按照指导书的实施方法进行测验。<br>(3)熟读各题的指导语。<br>(4)受测者连续有5题不通过时,停止测验 |

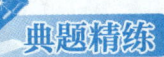
典题精练

【例6·单选题】中国比内测验（　　）版本。

A.只有城市　　　　　　　　B.农村和城市共用一个

C.只有农村　　　　　　　　D.分为城市和农村两个

B。【解析】中国比内测验适用于2～18岁的人群,农村和城市共用一套试题。

2.测验的记分

(1)原始分的获得。

①实得分:通过1题记1分。

②总分:实得分+补加分。

(2)原始分的转换。根据受测者的实足年龄和总分,从指导书的智商表中可以查到对应的智商。

3. 结果解释

| 智力等级 | 智商范围 | 理论百分数 |
|---|---|---|
| 非常优秀 | ≥140 | 1.6 |
| 优秀 | 120~139 | 11.3 |
| 中上 | 110~119 | 18.1 |
| 中等 | 90~109 | 46.5 |
| 中下 | 80~89 | 14.5 |
| 边缘状态 | 70~79 | 5.6 |
| 智力缺陷 | ≤69 | 2.9 |

(二)相关知识

比内—西蒙量表的发展:

(1)比内—西蒙量表最早由法国心理学家比内和医生西蒙编制,是最早使用智力年龄来表示测验成绩的量表。

(2)斯坦福—比内量表首次引入比率智商,后修订版采用离差智商来替代比率智商。

(3)在吴天敏第三次修订的中国比内测验中,将测验对象年龄范围扩大为2~18岁,总计51个题,并采用离差智商的计算方法来求IQ。

(4)中国比内测验的内容。

| 序号 | 内容 | 序号 | 内容 | 序号 | 内容 |
|---|---|---|---|---|---|
| 1 | 比圆形 | 18 | 找寻数目 | 35 | 方形分析(二) |
| 2 | 说出物名 | 19 | 找寻图样 | 36 | 记故事 |
| 3 | 比长短线 | 20 | 对比 | 37 | 说出共同点 |
| 4 | 拼长方形 | 21 | 造语句 | 38 | 语句重组(一) |
| 5 | 辨别图形 | 22 | 正确答案 | 39 | 倒背数目 |
| 6 | 数纽扣13个 | 23 | 对答问句 | 40 | 说反义词(二) |
| 7 | 问手指数 | 24 | 描画图样 | 41 | 拼字 |
| 8 | 上午和下午 | 25 | 剪纸 | 42 | 评判语句 |
| 9 | 简单迷津 | 26 | 指出谬误 | 43 | 数立方体 |
| 10 | 解说图画 | 27 | 数学技巧 | 44 | 几何形分析 |
| 11 | 找寻失物 | 28 | 方形分析(一) | 45 | 说明含义 |
| 12 | 倒数20至1 | 29 | 心算(三) | 46 | 填数 |

(续表)

| 序 号 | 内 容 | 序 号 | 内 容 | 序 号 | 内 容 |
|---|---|---|---|---|---|
| 13 | 心算(一) | 30 | 迷津 | 47 | 语句重组(二) |
| 14 | 说反义词 | 31 | 时间计算 | 48 | 校正错误 |
| 15 | 推断情景 | 32 | 填字 | 49 | 解释成语 |
| 16 | 指出缺点 | 33 | 盒子计算 | 50 | 区别词义 |
| 17 | 心算(二) | 34 | 对比关系 | 51 | 明确对比关系 |

(三)注意事项

在进行中国比内测验时,需要注意的事项包括:

(1)主试者对被试者的态度要和善,对被试者有关试题内容的探索性问题一概支吾过去。

(2)主试者与被试者在安静的房子里面对面坐。

(3)主试者要严格控制测试时间。

(4)不说闲话,记录被试者的原话。

## 第二节　人格测验

### 一、自陈量表(掌握)

| 要　点 | 内　容 |
|---|---|
| 编制方法 | (1)逻辑分析法。如爱德华个人偏好量表(EPPS)、詹金斯活动调查表(JAS)、显性焦虑量表(MAS)等。<br>(2)经验效标法。如明尼苏达多相人格测验(MMPI)、加州心理量表(CPI)等。<br>(3)因素分析法。如卡特尔16种人格因素测验(16PF)、艾森克人格问卷(EPQ)等。<br>(4)综合法。如杰克逊人格问卷(JPI) |
| 题目形式 | (1)是非式。<br>(2)折中是非式。<br>(3)选择式。<br>(4)文字等级式。<br>(5)数字等级式。 |
| 特点 | (1)题量较大。<br>(2)采用纸笔测验,同时测量很多人。<br>(3)计分规则简单且客观,施测手续简便,容易解释分数 |

**【例7·多选题】** 自陈量表的编制方法包括( )。

A. 专家判断法　　　　　　B. 经验效标法

C. 综合法　　　　　　　　D. 逻辑分析法

BCD。【解析】自陈量表的编制方法包括逻辑分析法、经验效标法、因素分析法和综合法。

## 二、明尼苏达多相人格测验(MMPI)（重点掌握）

（一）工作程序

1. 测验的实施

（1）MMPI 采用经验效标法编制。

MMPI 中的题目总计 566 个,其中 16 个题目相重复。若用于精神病临床诊断,则只需做前 399 题。

该实验所需时间一般是 45 分钟,最长是 90 分钟。

（2）MMPI 的受测者的文化程度应在小学毕业以上,年龄在 16 岁以上,无影响测验结果的生理缺陷。

扫码看总结

（3）MMPI 的施测形式为:

① 卡片式,适用于个别施测。

② 手册式,既可适用于个别施测,也可适用于团体施测。

目前广泛使用的是人机对话形式的计算机施测方式。

**【例8·单选题】** MMPI 实际的题目数量是( )个。

A. 399　　　　　　　　　　B. 550

C. 566　　　　　　　　　　D. 567

B。【解析】明尼苏达多相人格测验(MMPI)共有 566 题,其中 16 个为重复题,即实际有 550 题。

## 2. 测验的记分

| 要　点 | 内　　容 | |
|---|---|---|
| 原始分的获得 | 微电脑记分 | 使用光电阅读器读取特制的答题纸上的信息,统计得分 |
| | 模板记分 | 其操作步骤如下:<br>(1)需要 14 张有记分圆洞的模板,先划去受测者在同一题中选择两个选项的题号,与"无法回答"的题数相加,即可得到 Q 量表的原始分数。<br>(2)使用对应的记分模板,计算模板上的记号,即可得到该量表的原始分数。<br>(3)K 校正分。在原始分数上加上一定比例的 K 分数,如 Hs + 0.5K、Pd + 0.4K、Pt + 1.0K、Sc + 1.0K、Ma + 0.2K |
| 原始分的转换 | (1)将校正后的原始分按转化表转化为 T 分数:$T = 50 + 10(X - \bar{X})/SD$。其中,X 为某一受测者在某一量表上所得的原始分数,$\bar{X}$ 为受测者所在样本组原始分数的平均数,SD 为该样本组原始分数的标准差。<br>(2)将 T 分数登记在剖析图上,得到受测者的人格特征剖析图 | |
| 结果解释 | 病理性异常表现或心理偏离现象:<br>(1)美国常模:T 分在 70 分以上。<br>(2)中国常模:T 分在 60 分以上 | |

### (二)相关知识

**1. 关于明尼苏达多相人格测验**

MMPI 由 4 个效度量表和 10 个临床量表组成,集中在前 399 题。

| 分　类 | 分量表 | 主要功能 | 临床表现 |
|---|---|---|---|
| 临床量表 | 疑病量表(Hs 量表) | 测量被试者的疑病倾向和对身体是不是正常的关注 | 高分者有躯体化障碍、神经衰弱、疑病症等 |
| | 抑郁量表(D 量表) | 测量被试者情绪低落、焦虑程度 | 高分者有自杀倾向,有抑郁性神经症或抑郁症 |
| | 癔症量表(Hy 量表) | 评估用转换反应来对待压力或解决矛盾的倾向 | 高分者常表现为天真、幼稚、自我陶醉、外露、自知力不完整等 |
| | 社会病态量表(Pd 量表) | 测试被试者性格的偏离 | 高分者大多脱离一般的社会道德规范,常有复仇攻击观念,蔑视社会习俗,不能从惩罚中吸取教训 |

（续表）

| 分 类 | 分量表 | 主要功能 | 临床表现 |
|---|---|---|---|
| 临床量表 | 男子气—女子气量表（Mf量表） | 主要反映性别色彩及同性恋倾向 | 男人高分者常表现为敏感、女性化、爱美、被动，缺乏对异性的追求。女子高分者常表现为男性化、粗鲁、缺乏情感、好攻击、自信、不敏感 |
| | 偏执狂量表（Pa量表） | 测量异常思维特征 | 高分者具有烦恼、多疑、孤独及过分敏感等性格特征 |
| | 精神衰弱量表（Pt量表） | 测量是否有强迫倾向等神经官能症等特点 | 高分者表现为焦虑、紧张、恐怖、强迫思维、反复思考以及内疚感，经常自责、自罪，感到不如人和不安 |
| | 精神分裂症量表（Sc量表） | 测量有无精神分裂症的特点 | 高分者表现为异乎寻常的或分裂的生活方式，如少语、情感脆弱、不恰当的情感反应、特殊姿势与怪异行为 |
| | 轻躁狂量表（Ma量表） | 测量是否具有过度兴奋、夸大等轻躁狂症的特点 | 高分者多表现为联想过多过快、活动过多、情感多变、夸大而情绪高昂、观念飘忽，极高分者可能表现情绪紊乱、行为冲动、反复无常，也可能有妄想 |
| | 社会内向量表（Si量表） | 测量社会化倾向 | 高分者表现为内向、退缩、胆小、不善交际、紧张、屈服、过分自我控制等。低分者表现为外向、健谈、冲动、任性、爱交际、富于表情、好攻击与不受约束等 |
| 效度量表 | 疑问量表（Q量表） | 测量对问题的反应 | 高分表示逃避现实，若前399题中原始分超过22分，则提示量表不可信 |
| | 说谎量表（L量表） | 测量掩饰性 | 高分者总想让别人把他看得比实际情况更好。若L量表原始分超过10分，就不能信任MMPI的结果 |
| | 诈病量表（F量表） | 测试精神病程度的良好指标 | 若测验有效，得分越高表示精神病程度越重 |
| | 校正量表（K量表） | 用于判别受测者接受测验的态度是否防卫或隐瞒。可用于修正临床量表的得分 | 高分表示受测者具有隐瞒或防卫倾向 |

## 2.评价

(1)明尼苏达多相人格测验的优点如下:

①根据经验法编制,结果较客观。

②首次将效度量表纳入人格测验,提高了测验的诊断价值。

(2)明尼苏达多相人格测验的缺点如下:

①项目较多,花费时间很长。

②其结果受受测者所处的文化背景的影响较大。

### (三)注意事项

在进行明尼苏达多相人格测验时,需要注意的事项包括:

(1)测验之前,让受测者清楚测验的重要性以及对其好处。

(2)受测者若遇到不能回答的问题,则可空下来,但应尽量回答问题,不能空题太多。

(3)告诉受测者以目前情况为准。

(4)使用临床量表时,最好用英文缩写字母或者数字符号,而不是直接使用中文全译名称。

(5)测验可依情况分几次完成。

## 三、卡氏16种人格因素测验(16PF)(重点掌握)

扫码看总结

### (一)工作程序

#### 1.测验的实施

| 要点 | 内容 |
| --- | --- |
| 测验材料 | 卡氏16种人格因素测验最早是由美国卡特尔采用因素分析法编制的。中文版是在1988年由戴忠恒和祝蓓里修订的。其内容包括:<br>(1)187题的小册子。<br>(2)答卷纸一张 |
| 适用范围 | (1)该测验适用相当于初中以上文化程度的青年、壮年和老年人。<br>(2)可个别测,也可团体测 |
| 施测步骤 | 测验时,受测者需先将个人资料填写在答卷纸上;然后了解试题含义及答题方式;最后进行答题。<br>本测验没有时间限制,但受测者应以直觉性的反应为准,不要拖延时间。<br>在测验的时候需要注意的是:<br>(1)每一测题只能选择一个答案。<br>(2)不可漏掉题目。<br>(3)尽量不选中性答案。<br>(4)对于无法确定的答案需做出倾向性的选择 |

## 2. 测验的记分

| 要 点 | 内 容 |
|---|---|
| 原始分的获得 | 用模板记分,除聪慧性量表外每题答案有三个选项 |
| 原始分的转换 | (1)转换成标准10分的模式。<br>(2)按各量表标准10分在剖析图上找到相应圆点,将各点连接成曲线,即可得到受测者的人格剖析图 |
| 结果解释 | (1)1～3分为低分,8～10分为高分。<br>(2)将标准分代入次元人格因素分数的计算公式或其他特殊应用公式,可了解其他的人格特征。<br>(3)一次元人格因素:适应与焦虑性、内向与外向性、感情用事与安详机警性、怯懦与果断性。<br>(4)特殊人格因素:心理健康者的人格因素、从事专业而有成就者的人格因素、创造力强者的人格因素、新环境中有成长能力者的人格因素 |

### (二)相关知识

**1. 卡特尔的人格理论**

(1)卡特尔认为特质是人格基本结构的单元。

(2)在卡特尔的人格理论中,"个别特质"是指个人所具有的独特的特质。

(3)卡特尔把人的个性结构分为根源特质和表面特质。

(4)卡特尔认为在16种根源特质中,有的起源于环境因素,有的起源于体质因素。

**2. 16种因素的代号、特性、高低分人格特征**

| 代 号 | 特 性 | 高低分人格特征 |
|---|---|---|
| A | 乐群性 | 高分表现:外向、乐群、热情。<br>低分表现:缄默、冷淡、孤独 |
| B | 聪慧性 | 高分表现:聪明、善于抽象思维、富有才识。<br>低分表现:思想迟钝、抽象思维能力弱、学识浅薄 |
| C | 稳定性 | 高分表现:热情稳定而成熟、能面对现实。<br>低分表现:情绪激动、容易产生烦恼 |
| E | 恃强性 | 高分表现:好强、固执、独立、积极。<br>低分表现:谦逊、通融、恭顺 |
| F | 兴奋性 | 高分表现:随遇而安、轻松兴奋。<br>低分表现:严肃、冷静、寡言、审慎 |

(续表)

| 代　号 | 特　性 | 高低分人格特征 |
|---|---|---|
| G | 有恒性 | 高分表现:有恒负责、做事尽职。<br>低分表现:苟且敷衍、缺乏奉公守法精神 |
| H | 敢为性 | 高分表现:少有顾虑、冒险敢为。<br>低分表现:缺乏信心、畏怯退缩 |
| I | 敏感性 | 高分表现:敏感、感情用事。<br>低分表现:理智、自食其力、着重现实 |
| L | 怀疑性 | 高分表现:刚愎、怀疑、固执己见。<br>低分表现:信赖随和、容易与人相处 |
| M | 幻想性 | 高分表现:幻想、狂放任性。<br>低分表现:现实、合乎成规、力求完善合理 |
| N | 世故性 | 高分表现:精明能干、世故。<br>低分表现:坦白、天真、直率 |
| O | 忧虑性 | 高分表现:忧虑抑郁、烦恼自扰。<br>低分表现:安详、沉着、有自信心 |
| $Q_1$ | 实验性 | 高分表现:自由和激进,不拘泥于现实。<br>低分表现:保守、尊重传统观念和道德标准 |
| $Q_2$ | 独立性 | 高分表现:自力自强、当机立断。<br>低分表现:依赖、附和、随群 |
| $Q_3$ | 自律性 | 高分表现:知己知彼、自律谨严。<br>低分表现:矛盾冲突、不顾大体 |
| $Q_4$ | 紧张性 | 高分表现:紧张困扰、激动挣扎。<br>低分表现:心平气和、闲散宁静 |

(三)注意事项

在进行卡氏16种人格因素测验时,需要注意的事项包括:

(1)必须使用经协作组修订过的卡氏16种人格因素的问题和答卷。

(2)每个人对测验问题的看法不同,答案也不同,并没有对错之分,不要让被试者有所顾虑。

(3)先完成答卷纸上的4个例题,让被试者掌握了答题方式后开始正式测验。

(4)确保被试者每题只选一个答案,尽量不选择中性答案,不遗漏任何测题。

(5)使用统一的指导语和严格遵守时间的限制。

## 四、艾森克人格问卷（EPQ）（重点掌握）

（一）工作程序

1. 测验的实施

扫码看总结

| 要　点 | 内　容 |
|---|---|
| 测验材料 | 艾森克人格问卷（EPQ）是根据因素分析法编制的，且龚耀先于1984年将其修订为中文版。<br>艾森克人格问卷的内容有：<br>（1）EPQ包括成人和幼年两套问卷。<br>（2）EPQ包括精神质、内外向、神经质、说谎四个量表，均为88个项目。<br>（3）一个项目只负荷一个维度因素 |
| 适用范围 | （1）成人问卷：16岁以上的成人。<br>（2）幼年问卷：7～15岁幼年。<br>对文化程度没有要求 |
| 施测步骤 | （1）纸笔测验，发卷后向受测者说明方法，使其逐条回答。<br>（2）每一个项目只要求受测者回答一个"是"或"不是"。一定要作一回答。<br>（3）可个别测验，也可团体测验 |

**典题精练**

【例9·单选题】EPQ成人问卷的适用范围是（　　）。
A. 用于小学以上文化程度　　　B. 用于16岁以上的成人
C. 用于初中以上文化程度　　　D. 用于12岁以上的成人
B。【解析】艾森克人格问卷（EPQ）分为成年和幼年两套问卷，其中成年问卷用于调查16岁以上成人的个性类型，幼年问卷用于调查7～15岁幼年的个性类型。

2. 测验的记分

| 要　点 | 内　容 |
|---|---|
| 原始分的获得 | （1）若规定答"是"，则划"是"得一分，划"不是"不得分。<br>（2）若规定答"不是"，则划"不是"得一分，划"是"不得分 |
| 原始分的转换 | （1）按年龄和性别常模将原始分换算出标准T分，便可分析受测者的个性特点。<br>（2）剖析图分析法：<br>①EPQ剖析图。<br>②E、N关系图 |

## 第三章 心理测验技能

(续表)

| 要点 | 内 容 |
|---|---|
| 结果解释 | (1)分数解释。依据标准差的面积分布,规定:<br>①中间型:各量表的T分在43.3~56.7分之间。<br>②倾向型:各量表的T分在38.5~43.3分或56.7~61.5分之间。<br>③典型型:38.5分以下或61.5分以上。<br>(2)剖析图解释:E越大越外向,N越大个性越不稳定。<br>(3)气质类型解释:<br>①胆汁质:外向、情绪不稳。<br>②多血质:外向、情绪稳定。<br>③黏液质:内向、情绪稳定。<br>④抑郁质:内向、情绪不稳 |

(二)相关知识

1.量表的内涵及解释

| 量表 | 内 涵 | 解 释 |
|---|---|---|
| E | 内向—外向特质 | 分数高表现为外向、情绪不稳。<br>分数低表现为内向,情绪较稳定 |
| P | 精神质特质 | 分数高表现为可能感觉迟钝、孤独、不近人情。<br>分数低表现为能适应环境、态度温和,与人相处和谐 |
| N | 神经质 | 分数高常表现出焦虑、担忧、不理智。<br>分数低表现出稳重、温和、善于自我控制 |
| L | 掩饰性 | 通常来说,成人的L分因年龄而升高,儿童则因年龄而降低 |

### 典题精练

【例10·单选题】EPQ测查的人格维度有( )个。

A.3  B.4
C.5  D.6

A。【解析】艾森克提出的人格问卷(EPQ)包括E、N、P和L四个量表,L量表是效度量表,E、N、P是人格维度,分别是内向—外向、精神质和神经质。

2.艾森克人格问卷

艾森克人格问卷是英国伦敦大学心理系和精神病学研究所艾森克教授编制的,有两种类型,分别是儿童(7~15岁)和成人(16岁以上)。

英文原版的成人问卷中有101个项目,儿童问卷中有97个项目。

我国常使用的艾森克人格问卷是龚耀先教授主持修订的,儿童问卷和成人问卷各有88个项目。

(三)注意事项

在进行艾森克人格问卷调查时,需要注意的事项包括:

(1)要求受测者完成题目,且只能回答"是"或"否"。

(2)若问卷上有指导语,施测时必须让受测者读懂问卷上的指导语。

# 第三节  心理与行为问题评估

## 一、90项症状清单(SCL-90)(重点掌握)

(一)工作程序

1. 测验的实施

扫码看总结

| 要　点 | 内　容 |
| --- | --- |
| 测验材料 | 90项症状清单又称为症状自评量表。其具体内容包括:<br>(1)共有90个项目。<br>(2)采用10个因子分别反映10个方面的心理症状情况 |
| 适用范围 | (1)在精神科和心理咨询门诊中,了解就诊者或咨询者的心理卫生问题。<br>(2)在综合性医院中,了解躯体疾病患者的精神症状,并认为结果满意。<br>(3)调查不同职业群体的心理卫生问题 |
| 施测步骤 | (1)由工作人员将具体的要求告知被试者,然后由其自我评定,并用铅笔(方便改正)填写。<br>按照严重程度,测试的项目采取5级评分制:<br>①没有。没有问题。<br>②很轻。对被试者无实际影响或影响较小。<br>③中度。对被试者有一定影响。<br>④偏重。对被试者有相当程度的影响。<br>⑤严重。对被试者影响严重。<br>(2)对于文化程度低的自评者,可由工作人员逐项念给他听,并告知其问题本身的意思。<br>(3)评定的时间范围是"现在"或"最近一周"的实际感觉。<br>(4)进行查核,有漏评或者重复评定的,应提醒自评者再考虑评定 |

**典题精练**

【例11·多选题】SCL-90可以作为了解(　　)的评定工具。

A. 求助者心理卫生问题　　B. 躯体疾病患者的精神症状

C. 群体心理卫生问题　　D. 求助者出现哪方面心理症状

**ABC**。【解析】SCL-90的适用范围为:(1)在精神科和心理咨询门诊中,了解就诊者或咨询者的心理卫生问题。(2)在综合性医院中,常以其了解躯体疾病患者的精神症状,并认为结果满意。(3)应用其调查不同职业群体的心理卫生问题,从不同侧面反映各种职业群体的心理卫生问题。

【例12·单选题】SCL-90评定的时间范围是(　　)。

A. 近两周以来　　B. 现在或最近一月

C. 近三个月以来　　D. 现在或最近一周

**D**。【解析】90项症状清单(SCL-90)又叫"症状自评量表",共有90个项目,涉及感觉、情感、思维、意识、行为直至生活习惯、人际关系、饮食睡眠等,采用10个因子分别评定受测者的症状分布特点。评定的时间范围是"现在"或者是"最近一个星期"的实际感觉。

2. 测验的记分

| 要 点 | 内 容 |
|---|---|
| 总分 | (1) 90个项目单项分相加之和可以反映其病情严重程度。<br>(2) 总均分 = 总分/90。<br>(3) 阳性项目数:单项分大于等于2的项目数。<br>(4) 阴性项目数:单项分为1的项目数。<br>(5) 阳性症状均分 = (总分 - 阴性项目数)/阳性项目数 |
| 因子分 | 因子分 = 因子总分/因子项目数 |
| 结果解释 | 按全国常模结果,总分超过160分,或阳性项目数超过43项,或任一因子分超过2分,可考虑筛选阳性,需进一步检查 |

(二)相关知识

| 因子名称 | 解 释 |
|---|---|
| 躯体化 | 躯体化包括胃肠道、呼吸、心血管等系统的主诉不适及头疼、背痛、肌肉酸痛和焦虑等其他躯体表现,反映主观的躯体不适感 |

（续表）

| 因子名称 | 解释 |
|---|---|
| 强迫症 | 强迫症主要指明知没必要但又无法摆脱的无意义冲动、行为、思想等表现；还有"记忆力不好""脑子变空"等一般的感知障碍表现 |
| 人际关系敏感 | 人际关系敏感主要指某些个人不自在感和自卑感，这一因子的高分者往往是自卑、懊丧及在人际关系中明显不好相处的人 |
| 抑郁 | 其代表性症状是抑郁苦闷的感情和心境，以对生活的兴趣减退、缺乏活动愿望、丧失活动力等为特征，并包括失望、悲观、与抑郁相联系的其他感知及躯体方面的问题。该因子中有几个项目包括了自杀、死亡等概念 |
| 焦虑 | 焦虑指无法静息、紧张、神经过敏及由此而产生的躯体征象，主要内容是游离不定的焦虑及惊恐发作，还包括一个反映"解体"的项目 |
| 敌对 | 敌对从情感、思维及行为三方面来反映受测者的敌对表现。敌对的项目包括厌烦、摔物、争论，直至争斗和不可抑制的冲动爆发等 |
| 恐怖 | 其与传统的恐怖状态或广场恐怖所反映的内容基本一致 |
| 偏执 | 偏执主要指思维方面，如投射性思维、关系妄想、猜疑、敌对、被动体验与夸大等 |
| 精神病性 | 精神病性有幻听、被控制感、思维播散、思维被插入等反映精神分裂样症状的项目 |
| 其他 | 主要反映睡眠及饮食情况 |

（三）注意事项

在进行90项症状清单测试时，需要注意的事项包括：

（1）筛选阳性只能说明病人可能患有心理疾病，并不是说其一定患有心理疾病。要做出诊断，必须进行面谈并参照相应疾病的诊断标准。

（2）量表项目全面性不够，缺乏"思维飘忽""情绪高涨"等项目，限制其在躁狂症或精神分裂症患者中的应用。

## 二、抑郁自评量表（SDS）（重点掌握）

扫码看总结

（一）工作程序

1. 测验的实施

（1）抑郁自评量表（SDS）的测验材料。抑郁自评量表于1965年编制。

抑郁自评量表包括20个反映抑郁主观感受的项目。按症状出现的频度，每个项目可分为四级评分。正向评分10个，反向评分10个。

（2）抑郁自评量表（SDS）的适用范围包括：

①具有抑郁症状的成年人是其评定对象。

②该量表适用于发现抑郁症病人。

(3)抑郁自评量表(SDS)的施测步骤包括:

①使被试者清楚量表的填写方法和问题含义,根据最近一周的实际感觉,作出独立的、不受影响的自我评定。

②20个项目评定时所依据的等级标准是:

a. 没有或很少时间。

b. 少部分时间。

c. 相当多时间。

d. 绝大部分或全部时间。

③对文化水平低的、不能理解或看不懂量表问题的被试者,可以念给他听,并让其独自做出评定。

④使被试者理解10个反向评分的项目。

⑤使被试者完整答题,但不要重复评定某一相同项目。

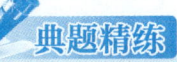

**【例13·单选题】** SDS对每个项目的评分是(　　)。

A. 按症状出现的频率分为五级　　B. 按症状的严重程度分为五级

C. 按症状出现的频率分为四级　　D. 按症状的严重程度分为四级

**C。【解析】** 抑郁自评量表(SDS)适用于发现抑郁症病人,含有20个反应抑郁主观感受的项目,每个项目按症状出现的频度分为四级评分,其中10个为正向评分,10个为反向评分。

2. 测验的记分

| 要点 | 内容 |
| --- | --- |
| 原始分的获得 | (1)正向评分题:依次评为1、2、3、4分。<br>(2)反向评分题:依次评为4、3、2、1分 |
| 原始分的转换 | 标准分是总分乘以1.25后取整数部分的分数 |
| 结果的解释 | 按照中国常模结果,其标准分的分界值为53分。轻度抑郁为53~62分,中度抑郁为63~72分,重度抑郁为72分以上 |

(二)注意事项

在进行抑郁自评量表测试时,需要注意的事项包括:

(1)SDS主要适用于具有抑郁症状的成年人。对严重阻滞症状的抑郁病人,评定有困难。

（2）依据量表总分值对抑郁症状的临床分级只能作为一项参考指标而非绝对标准。

### 三、焦虑自评量表（SAS）（重点掌握）

扫码看总结

| 要　点 | 内　容 |
|---|---|
| 测验材料 | 焦虑自评量表于 1971 年编制。其具体内容为：<br>（1）包括 20 个反映焦虑主观感受的项目。<br>（2）按症状出现的频度，可将每个项目分为四级评分。正向评分 15 个，反向评分 5 个 |
| 适用范围 | （1）不能用于诊断，主要用于疗效评估。<br>（2）评定对象是具有焦虑症状的成年人 |
| 施测步骤 | （1）使被试者清楚量表的填写方法和问题含义，根据过去一周的实际感觉，作出独立的自我评定。<br>（2）本测验采用 4 级评分的评分标准。<br>①没有或很少时间有。<br>②少部分时间有。<br>③相当多时间有。<br>④绝大部分或全部时间有。<br>（3）对文化水平低、不能理解或看不懂问题的，可以念给他听，并让其独自做出评定。<br>（4）使被试者理解 5 个反向评分的项目。<br>（5）使被试者完整答题，但不要重复评定某一相同项目 |
| 测验的记分 | （1）原始分的获得。<br>①正向评分题：依次评为 1、2、3、4 分。<br>②反向评分题：依次评为 4、3、2、1 分。<br>（2）原始分的转化。标准分是总分乘以 1.25 后取整数部分的分数 |
| 结果解释 | （1）按照中国常模结果，其标准分的分界值是 50 分。<br>（2）轻度焦虑为 50～59 分，中度焦虑为 60～69 分，重度焦虑为 69 分以上 |
| 注意事项 | （1）焦虑自评量表在各类神经症鉴别中作用不大。<br>（2）依据量表总分值对焦虑症状的临床分级只能作为一项参考指标而非绝对标准 |

# 第三章 心理测验技能

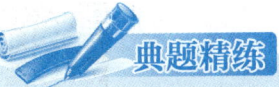

**【例14·单选题】** SAS的测验记分是(   )。

A. 查表将总粗分转换为标准分

B. 直接用总粗分按中国常模解释

C. 总粗分乘以1.25后的分数

D. 总粗分乘以1.25后取整数部分

D。【解析】粗分由焦虑自评量表(SAS)的20个项目的得分相加得到,粗分乘以1.25后取整数部分,就为标准分。

## 第四节　应激及相关问题评估

### 一、生活事件量表(LES)(掌握)

(一)工作程序

1. 测验的实施

扫码看总结

| 要　点 | 内　容 |
|---|---|
| 测验材料 | 1986年杨德森、张亚林编制生活事件量表。<br>生活事件量表(LES)共含有我国较常见的生活事件48条。其中家庭生活方面28条、工作学习方面13条、社交及其他方面7条 |
| 适用范围 | 16岁以上的正常人、心身疾病、神经症、各种躯体疾病患者以及自知力恢复的重性精神病患者均适用生活事件量表 |
| 施测步骤 | (1)记录相关生活事件。对自己影响较远的事件(通常为1年前的事件)可作为长期性事件记录。<br>(2)根据自身的实际感受填写 |

**【例15·多选题】** 生活事件量表(LES)的受测者包括(   )。

A. 16岁以上的心身疾病患者　　B. 16岁以上的神经症患者

C. 16岁以上的正常人　　　　　D. 初中以上文化程度的人

ABC。【解析】生活事件量表适用于16岁以上的正常人、心身疾病、神经症、各种躯体疾病患者以及自知力恢复的重性精神病患者。需要受测者的文化水平在初中和初中以上的测量是应对方式问卷(CSQ)。

## 2. 测验的记分

| 要 点 | 内 容 |
| --- | --- |
| 发生次数 | (1)一过性的事件,记录发生次数。<br>(2)长期性的事件,不到半年记为1次,超过半年记2次 |
| 影响程度 | 影响程度共分为5级,从毫无影响到影响极重分别记为0、1、2、3、4分。毫无影响0分、轻度1分、中度2分、重度3分、极重4分 |
| 影响持续时间 | 影响持续时间可分为三个月内、半年内、一年内、一年以上4个等级,分别记1、2、3、4分 |
| 计算方法 | (1)某事件刺激量=该事件影响程度分×该事件持续时间分×该事件发生次数。<br>(2)正性事件刺激量=全部好事刺激量之和。<br>(3)负性事件刺激量=全部坏事刺激量之和。<br>(4)生活事件总刺激量=正性事件刺激量+负性事件刺激量 |
| 结果解释 | (1)95%的正常人一年内总分不超过20分,99%的不超过32分。<br>(2)总分越高的个体承受的精神压力也越大 |

### (二)相关知识

**1. LES 的目的**

LES 的目的是对精神刺激进行定量和定性。

**2. LES 的信度和效度**

| 要 点 | 内 容 |
| --- | --- |
| 信度 | 在间隔2~3周后对153名正常人、44名缓解期的精神分裂症患者、165名慢性疼痛患者、107名神经症患者重测,P值均小于0.01,相关系数在0.742~0.611之间 |
| 效度 | (1)十二指肠溃疡者精神紧张总值、负性事件值均高于无症状的乙肝病毒携带者($P<0.01$),而正性事件差异不显著。<br>(2)100名离婚诉讼者的精神紧张总值、负性事件值高于按年龄、性别、民族、学历、职业及婚龄配对的五好家庭成员($P<0.01$),而正性事件评分两组无差异。<br>(3)结核病患者生活事件的强度、发生频度及总值低于恶性肿瘤患者,差异具有显著性。<br>(4)72名癔症患者生活事件总值与反映其社会功能状况的大体评定量表分(Global Assessment Scale)呈负相关 |

3.生活事件量表的评价

（1）适用于一般人群的一般性生活事件评估，并能定性和定量评定生活事件，客观分析求助者身心健康，是一种有价值的评估手段。

（2）对特殊人群的生活事件评估的针对性较差。

（3）容易受当时的认知和情绪影响，使结果的可靠性受到影响。

（三）注意事项

在进行生活事件量表测试时，需要注意的事项包括：

（1）保证生活事件发生在评定要求的时限内，只记录研究所规定的时限内发生的生活事件。

（2）一般通过询问受测者可获得直接资料，如果从知情者那里获得资料，应当说明资料的来源、知情者和受测者的关系。

扫码看总结

## 二、社会支持评定量表（SSRS）（掌握）

| 要　点 | 内　容 |
|---|---|
| 测验材料 | 1986年肖水源编制了社会支持评定量表。<br>该量表共有10个条目。其中，主观支持4条、客观支持3条和对社会支持的利用度3条 |
| 适用范围 | 了解被试者社会支持的特点及其与精神疾病、心理健康水平和各种躯体疾病的关系 |
| 施测步骤 | 要求被试者合作，并根据实际情况填写 |
| 测验的记分 | （1）条目记分法。<br>（2）总分：10个条目评分总和。<br>（3）维度分：<br>①主观支持分：1、3、4、5条评分之和。<br>②客观支持分：2、6、7条评分之和。<br>③对支持的利用度：8、9、10条评分之和 |
| 注意事项 | （1）根据每个条目的具体要求考虑评定的时间范围。<br>（2）评定应以被试者本人惯用的方式和情况为依据 |

### 典题精练

【例16·单选题】社会支持评定量表（SSRS）共有（　　）。

A.10个条目　　　　　　　　B.20个条目

C.48个条目　　　　　　　　D.62个条目

**A**。【解析】社会支持评定量表（SSRS）可了解受测者社会支持的特点及其与心理健康水平、精神疾病和各种躯体疾病的关系，共有10个条目，包括客观支持、主观支持和对社会支持的利用度三个维度。

## 三、应对方式问卷(CSQ)(掌握)

扫码看总结

(一)工作程序

1.测验的实施

| 要 点 | 内 容 |
|---|---|
| 测验材料 | 量表分为6个分量表,即解决问题、自责、求助、幻想、退避、合理化,共有62个条目。其性质是自陈式个体应对行为评定量表 |
| 适用范围 | (1)年龄在14岁以上的人。<br>(2)文化程度在初中及以上。<br>(3)除重性精神病和痴呆之外的各类心理障碍患者 |
| 施测步骤 | (1)被试者通过准确描述自己的实际情况,逐条回答问卷问题。<br>(2)每个条目有"是"和"否"两个答案。根据选择的答案进行下一步的操作 |

2.测验的记分

(1)除个别项目评分为"是"得0分,"否"得1分外,其他各项目均为"是"得1分,"否"得0分。各项目得分之和即为该分量表的量表分。

(2)因子分计算公式为:分量表因子分=分量表单项条目分之和/分量表条目数。

(二)相关知识

1.评定应对方式

评定应对方式的方法有两种:一种是非结构式的评定方法,即让受测者自己描述;另一种是通过使受测者回答经理论分析后的问卷或量表。

2.解释

应对因子间的序列关系图:退避→幻想→自责→求助→合理化→解决问题。

在应对行为类型上每个人仍具有一定的倾向性,六种应对方式在个体身上的不同组合形式也由这种倾向性构成。

(1)成熟型:解决问题—求助,是一种成熟稳定的人格特征和行为方式。

(2)不成熟型:退避—自责,其情绪和行为缺乏稳定性。

(3)混合型:合理化,在应对行为上表现出矛盾的心态和两面性的人格特点。

【例17·单选题】利用应对方式问卷(CSQ)对求助者进行测试,可以了解受测者( )。

A.心理发展的成熟程度    B.解决问题的迫切程度
C.健康水平              D.人格特质

A。【解析】应对方式问卷(CSQ)有6个分量表,分别是:解决问题、自责、求助、幻想、退避、合理化,主要通过因子分记分,可用于解释个体或群体的应对方式类型和应对行为特点,比较不同个体或群体的应对行为差异,并且不同类型的应对方式还可以反映人的心理发展成熟的程度,可按应对方式分为成熟型、不成熟型、混合型。

**【例18·单选题】**根据其他因子与"解决问题"因子的相关分析结果,应对方式问卷各因子的关系序列图是(　　)。

A. 退避→自责→幻想→求助→合理化→解决问题

B. 退避→幻想→求助→自责→合理化→解决问题

C. 退避→求助→幻想→自责→合理化→解决问题

D. 退避→幻想→自责→求助→合理化→解决问题

D。【解析】应对因子间的相关分析发现"解决问题"与"退避"两应对因子的负相关程度最高。故在应对方式问卷(CSQ)中,根据各个因子与"解决问题"应对因子相关系数的大小排列,其序列关系图为退避→幻想→自责→求助→合理化→解决问题。

3. 量表的应用价值

(1)可作为不同群体的应对行为研究的标准化工具之一。

(2)用于各种心理障碍的行为研究,为心理治疗和康复治疗提供指导。

(3)用于研究不同群体应对行为的类型和特点,为培养人才提供帮助。

(4)用于各种有心理问题者的行为研究,帮助提高和改善人的应对水平。

(5)评估个体或某个群体的应对行为,有助于为心理健康保健工作提供依据。

(6)用于研究不同群体应对行为的类型和特点,为不同专业领域选拔人才提供帮助。

(三)注意事项

在进行应对方式问卷测验时,需要注意评定时间范围指被试者近两年来的应对行为状况。

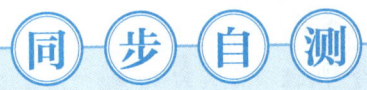

## 一、单项选择题

1. 心理测验中应用最广、影响较大的工具和技术是(　　)。

A. 人格测验　　　　　　　　　　B. 智力测验

C. 心理与行为问题评估　　　　　D. 应激及相关问题评估

2. 下列关于 WAIS-RC 的说法中,错误的是( )。

   A. 分为农村和城市两种　　　　B. 分为言语测验和操作测验

   C. 项目记分等级均为 0、1、2　　D. 总智商是言语智商和操作智商之和

3. 中国比内测验的标准差是( )。

   A. 3　　　　　　　　　　　　B. 10

   C. 12　　　　　　　　　　　　D. 16

4. 下列关于 MMPI 的说法中,错误的是( )。

   A. MMPI 有 566 个题目,其中重复题有 16 个

   B. MMPI 施测形式有卡片式和手册式两种

   C. MMPI 不可用于精神病临床诊断

   D. MMPI 有 10 个临床量表和 4 个效度量表

5. Pa 的高分表现是( )。

   A. 孤独、烦恼、多疑、过分敏感等　　B. 紧张、反复思考、焦虑、强迫思维等

   C. 活动过多、观念飘忽、联想过多等　　D. 胆小、内向、不善交际、紧张等

6. 下列关于 16PF 的说法中,错误的是( )。

   A. 需将原始分转换为标准分为 10 分的标准分数

   B. 可用于人才选拔

   C. 主测者可以根据情况更改测试语句

   D. 适用于初中以上文化程度的人群

7. 16PF 施测时,受测者应( )。

   A. 选择中性答案　　　　　　　B. 可选择多个答案

   C. 选择对自己得分有利的答案　　D. 选择与实际想法相符的答案

8. EPQ 量表中的 N 量表是表示( )。

   A. 掩饰质　　　　　　　　　　B. 精神质

   C. 神经质　　　　　　　　　　D. 内外向

9. 不符合阳性筛查条件的是( )。

   A. 阳性项目数为 45 项,因子分不超过 2 分

   B. 强迫症状因子分超过 2 分,阳性项目数为 40 项

   C. 总分为 120 分,抑郁症状因素分超过 2 分

   D. 总分为 130 分,阳性项目数为 40 项

10. SDS 中,正向计分的项目有( )个。

    A. 8　　　　　　　　　　　　B. 10

    C. 12　　　　　　　　　　　　D. 14

11. 中度抑郁的分数区间是( )。
   A. 43~52 分　　　　　　　　　　B. 53~62 分
   C. 63~72 分　　　　　　　　　　D. 73~82 分

12. 下列关于 SAS 记分的说法中,错误的是( )。
   A. 各项目得分相加可得粗分　　　B. 项目按五级评定
   C. 标准分是 1.25 倍的粗分取整　　D. 每个项目按症状出现的频度评定

13. 95% 的正常人一年内的 LES 总分不超过( )分。
   A. 20　　　　　　　　　　　　　B. 22
   C. 30　　　　　　　　　　　　　D. 32

14. LES 的目的是对( )进行定性和定量。
   A. 情绪反应　　　　　　　　　　B. 精神刺激
   C. 行为反应　　　　　　　　　　D. 焦虑程度

15. SSRS 可分为三个维度,其不包括( )。
   A. 客观支持　　　　　　　　　　B. 心理支持
   C. 主观支持　　　　　　　　　　D. 对社会支持的利用度

## 二、多项选择题

1. 在 WAIS-RC 中,有时间限制的项目是( )。
   A. 相似性　　　　　　　　　　　B. 图画填充
   C. 词汇测验　　　　　　　　　　D. 木块图案

2. 可以作为联合型瑞文测验受测者的是( )。
   A. 5 岁的幼儿　　　　　　　　　B. 高三的学生
   C. 70 岁的老人　　　　　　　　 D. 智力有缺陷的成年人

3. 下列关于中国比内测验的说法中,正确的是( )。
   A. 智商为 115,其智力等级为中上
   B. 该测验适用于年龄在 2~18 岁的个体
   C. 采用比率智商的计算法
   D. 以受测者实际年龄选择相应的试题起点

4. 关于 MMPI 的评价,正确的是( )。
   A. 是目前应用最广的人格测验　　B. 可用于正常人的个性评定
   C. 测试时间长,会影响测验结果　　D. 首次将效度量表引入人格测验

5.16PF 中因素名称匹配正确的是( )。

　　A.B—稳定性　　　　　　　　B.E—恃强性

　　C.L—怀疑性　　　　　　　　D.M—世故性

6.关于 EPQ 量表的解释中,正确的是( )。

　　A.E 高分者,人格外向、好交际　　B.P 高分者,有神经病性心理问题

　　C.N 高分者,焦虑、担忧　　　　　D.L 高分者,人格越稳定

7.SAS 可用于( )。

　　A.诊断是否具有焦虑神经症　　B.评定过去一周的实际感觉

　　C.可评定受测者的焦虑程度　　D.有焦虑症状的成年人

8.LES 可应用于( )。

　　A.甄别高危人群,预防精神疾病和心身疾病

　　B.指导维护正常人的身心健康

　　C.指导心理治疗、危机干预

　　D.可用于精神疾病的病因学研究

9.下列关于 CSQ 的说法中,正确的是( )。

　　A.应对方式为退避—自责,是不成熟型

　　B.年龄在 14 岁以上的个体均可受测

　　C.评定受测者近两年来的应对行为状况

　　D.有 62 个条目,共分为 6 个分量表

## 答案详解

### 一、单项选择题

1.**B**。【解析】智力测验是心理测验中应用最广、影响较大的工具和技术。

2.**C**。【解析】在测验记分时,有时限的项目可根据是否在规定时间内完成,记 0、1 分,如有提前完成,可酌情奖励记分。不限时的项目,可根据答题质量,记 0、1、2 分或 0、1 分。

3.**D**。【解析】中国比内测验采用离差智商,以 100 为平均数,16 为标准差。

4.**C**。【解析】明尼苏达多相人格测验可以用于精神病临床诊断,且只需测试前 399 题即可。

5.**A**。【解析】偏执狂(Pa)的高分者有孤

独、烦恼、多疑、过分敏感等性格特征。紧张、反复思考、焦虑、强迫思维等是精神衰弱(Pt)的高分者表现。活动过多、观念飘忽、联想过多等是轻躁狂(Ma)的高分者表现。胆小、内向、不善交际、紧张等是社会内向(Si)的高分者表现。

6. C。【解析】16PF 施测过程中,不可改变测题所规定的语句,也不能超出允许的范围向受测者提供帮助。

7. D。【解析】受测者在进行卡氏16种人格因素测验(16PF)时,尽量不选择中性答案,每题只能选择一个答案。不能为得分而做出不符合自身想法的答案。

8. C。【解析】艾森克人格问卷(EPQ)包括L(说谎)、P(精神质)、E(内外向)、N(神经质)。

9. D。【解析】阳性筛查的条件是:总分超过160分,或者阳性项目数超过43项,或者有任一因子分超过2分,均需要进行阳性筛查。

10. B。【解析】抑郁自评量表(SDS)中,正向计分题目有10道,计粗分1、2、3、4;反向计分题目有10道,计粗分4、3、2、1。

11. C。【解析】按照中国常模结果,53~62分为轻度抑郁,63~72分为中度抑郁,72分以上为重度抑郁。

12. B。【解析】焦虑自评量表(SAS)每个项目按症状出现的频度分为4级。在进行记分时,先由各项目得分相加后得到粗分,粗分乘以1.25后取整数部分得标准分。

13. A。【解析】95%的正常人一年内的LES总分不超过20分,99%的不超过32分。

14. B。【解析】生活事件量表(LES)的目的是对精神刺激进行定性和定量。

15. B。【解析】社会支持评定量表(SSRS)是肖水源编制的,共有10个条目,可分为主观支持、客观支持、对社会支持的利用度三个维度。

二、多项选择题

1. BD。【解析】算术、物体拼凑、图画填充、木块图案、图片排列、数字符号等分测验均有时间限制。领悟、相似性、词汇测验、知识测验不限时间。

2. ABCD。【解析】联合型瑞文测验的适用范围是年龄在5~75岁的个体。高三的学生可团体施测,5岁的幼儿、70岁的老人、智力有缺陷的成年人需个别施测。

3. ABD。【解析】根据比内—西蒙量表的智商分布表,智商范围在110~119,其智力等级为中上。中国比内测验采用离差智商的计算法。施测时,先根据受测者的年龄从测验指导书的附表中查到开始的试题。

4. ABCD。【解析】明尼苏达多相人格测验(MMPI)是目前国际上应用最广的人格测验,可适用于多种不同的情况,可以用于正常人的个性评定。首次将效度量表纳入人格测验,提高了测验的诊断价值。由于该测验项目较多,测验时间长,可能会导致受测者失去兴趣,影响测验结果。

5. BC。【解析】卡氏16种人格因素测验(16PF)中,B—聪慧性,C—稳定性,M—幻想性,N—世故性。

6. ACD。【解析】艾森克人格问卷(EPQ)中,E表内外向,E越大越外向。N表神经质,高分者常会有焦虑、担忧、容易产生情绪反应等。P表精神质,高分者可能有感觉迟钝,不爱与人交际等。L表掩饰性,反映受测者的社会朴实或幼稚水平。

7. BCD。【解析】焦虑自评量表(SAS)适用于有焦虑症状的成年人,可用于疗效评估,不能用于诊断。通过评定受测者过去一周的实际感觉,根据得分评定受测者焦虑程度。

8. ABCD。【解析】生活事件量表(LES)可应用于:(1)神经症、心身疾病、各种躯体疾病及重性精神疾病的病因学研究。(2)指导心理治疗、危机干预,使心理治疗和医疗干预更有针对性。(3)甄别高危人群,预防精神疾病和心身疾病,对LES高者加强预防工作。(4)指导正常人了解自己的精神负荷,维护身心健康,提高生活质量。

9. ACD。【解析】应对方式问卷(CSQ)的适用范围是年龄在14岁以上,文化程度在初中和初中以上,除痴呆和重性精神病之外的各类心理障碍患者。